Annales Nestlé

HIV und Ernährung

Herausgeber
Noel W. Solomons, Guatemala City

S. Karger
Verlag für Medizin und
Naturwissenschaften
Basel · Freiburg · Paris ·
London · New York ·
Bangalore · Bangkok · Shanghai ·
Singapore · Tokyo · Sydney

KARGER

Nestlé Nutrition INSTITUTE

S. Karger
Verlag für Medizin und Naturwissenschaften
Basel • Freiburg • Paris • London
New York • Bangalore • Bangkok • Shanghai
Singapore • Tokyo • Sydney

Haftungsausschluss
Nestlé Nutrition-Nestec Ltd./S. Karger AG übernehmen keine Verantwortung oder Haftung für Fehler oder Auslassungen bzw. für Konsequenzen, die sich aus der Anwendung der in dieser Publikation enthaltenen Informationen ergeben.

Dosierungsangaben von Medikamenten
Obwohl die Autoren und der Verlag alle Anstrengungen unternommen haben, um sicherzustellen, dass die im vorliegenden Text enthaltene Auswahl von Medikamenten und die diesbezüglichen Dosierungsangaben den aktuellen Empfehlungen und der zum Zeitpunkt der Veröffentlichung üblichen Praxis entsprechen, wird dem Leser angesichts laufender Forschungsarbeiten, Änderungen gesetzlicher Vorschriften und stets neuer Forschungsergebnisse zu Medikamentenwirkungen und -nebenwirkungen dringend geraten, stets die Packungsbeilage jedes Medikaments zu konsultieren, um eventuelle Änderungen bezüglich Indikation und Dosis sowie zusätzliche Warnungen und Vorsichtsmassnahmen nicht zu übersehen. Dies gilt insbesondere bei neuen und/oder nur selten angewendeten Wirkstoffen.

Übersetzung aus dem Englischen von:
Mary-Lou Eisenberger und Andrea Kaufer-Ehm
Pembaurstrasse 9
D-81243 München (Deutschland)
E-Mail: uebersetzungen@kaufer-ehm.de

Postfach, CH-4009 Basel (Schweiz)
Gedruckt von Reinhardt Druck, Basel (Schweiz),
auf chlorfrei gebleichtem alterungsbeständigem Papier
ISBN 978-3-8055-8612-2

KARGER

Fax +41 61 306 12 34
E-Mail karger@karger.ch
www.karger.com

Annales Nestlé

Vol. 65, No. 1, 2007

Inhalt

KARGER

Fax +41 61 306 12 34
E-Mail karger@karger.ch
www.karger.com

Vollständige Texte, Inhaltsverzeichnis und Texte
in Vorbereitung unter:
www.karger.com/and_issues

Erklärung

Das Nestlé Nutrition Institute wurde mit dem Ziel gegründet, Ärzte mit aktuellen Informationen über Ernährung und ernährungsbedingte Krankheiten zu versorgen und es ihnen so zu ermöglichen, die Versorgung der Patienten basierend auf den neuesten medizinischen und wissenschaftlichen Erkenntnissen kontinuierlich zu verbessern.

Die *Annales Nestlé*, eine seit 1942 regelmässig erscheinende Publikation, ist eine der Hauptsäulen des Nestlé Nutrition Institute. Die *Annales Nestlé* enthalten Übersichtsartikel zur klinischen Praxis und Forschung in allen Bereichen der Pädiatrie, wobei die Ernährung im Mittelpunkt des Interesses steht. Jede Publikation behandelt ein bestimmtes Thema, wie z.B. Diabetes mellitus, Zöliakie oder den Bedarf an Spurenelementen bei Säuglingen und Kindern. Die *Annales Nestlé* umfassen 3 Ausgaben pro Jahr, die in fünf Sprachen veröffentlicht werden (Englisch, Französisch, Spanisch, Deutsch und Chinesisch). Mit einer Auflage von 70 000 Stück pro Ausgabe zählen die *Annales Nestlé* zu den meistgelesenen Pädiatrie-Zeitschriften weltweit.

Ein unabhängiges Herausgeberkomitee, das sich aus vier hochangesehenen Professoren der Pädiatrie zusammensetzt, redigiert die *Annales Nestlé* und garantiert deren medizinische und wissenschaftliche Neutralität sowie das hohe Mass an Respekt und Wertschätzung, das diese Publikation in medizinischen und wissenschaftlichen Kreisen geniesst. Das Herausgeberkomitee legt die Redaktionsgrundsätze fest, bestimmt die zu behandelnden Themen, wählt die Autoren aus und bewertet den Inhalt der Beiträge.

Ab 2006 werden die *Annales Nestlé* von der S. Karger AG, einem der angesehensten Verlagshäuser für medizinische und wissenschaftliche Publikationen, veröffentlicht. Wir erwarten von dieser neuen Partnerschaft eine weitere Steigerung der Wirkung dieser Publikation und der Wertschätzung, die ihr seit über 60 Jahren zuteil wird.

KARGER

Fax +41 61 306 12 34
E-Mail karger@karger.ch
www.karger.com

Vollständige Texte, Inhaltsverzeichnis und Texte
in Vorbereitung unter:
www.karger.com/and_issues

Annales Nestlé

Ann Nestlé [Ger] 2007;65:5–8
DOI: 10.1159/000128916

Editorial

In dieser Ausgabe der *Annales Nestlé* erscheinen drei sich gegenseitig ergänzende Beiträge, die im 25. Jahr des Vormarsches der pandemieartigen Übertragung des humanen Immunschwäche-Virus (HIV) und der Ausbreitung des erworbenen Immunschwächesyndroms (AIDS) zusammengestellt wurden. Seit Diagnose der ersten AIDS-Fälle haben sich ungefähr 65 Millionen Menschen mit HIV infiziert, von denen 25 Millionen bereits gestorben sind. Dies ist eine erschütternde Mortalitätsrate von 8 000 Menschen pro Tag. Im Jahr 2006 belief sich die Zahl der HIV-infizierten Menschen auf 39,5 Millionen, darunter 2,3 Millionen Kinder unter 15 Jahren. Das südliche Afrika, wo 24,7 Millionen Menschen mit HIV/AIDS leben, trägt derzeit die grösste Last der globalen Epidemie. Fast zwei Drittel (63%) aller weltweit mit HIV-infizierten Erwachsenen und Kinder leben in Subsahara-Afrika. In vielen der am schlimmsten betroffenen Länder wurde die im Laufe des letzten Jahrhunderts verzeichnete Zunahme der Lebenserwartung durch das Virus zunichte gemacht.

Sowohl China als auch Indien, die beiden bevölkerungsreichsten Staaten der Welt, liegen in Asien. Die Zahl der in Asien mit HIV/AIDS lebenden Menschen wird auf 8,6 Millionen geschätzt, wobei die höchste Rate der Neuinfektionen in Süd- und Südostasien verzeichnet wird. Im Jahr 2006 infizierten sich ungefähr 960 000 Menschen mit dem HI-Virus. Im gleichen Zeitraum starben ungefähr 633 000 Menschen an Erkrankungen, die mit AIDS verbunden sind. Die höchsten Infektionsraten in Asien werden derzeit in Papua Neuguinea und Kambodscha verzeichnet, während Indien die meisten mit der Erkrankung lebenden Menschen in Asien, schätzungsweise 5,2 Millionen, aufweist. Mit einer Bevölkerung von 1,2 Milliarden ist die Zahl der Menschen in China, die einem Infektionsrisiko ausgesetzt sind, überwältigend hoch. Man schätzt, dass bis zum Jahr 2010 in China zwischen 10 und 15 Millionen neuer HIV/AIDS-Fälle auftreten werden.

Eine Sorge gilt den Kindern mit HIV/AIDS bzw. den Kindern, die von HIV/AIDS betroffen sind. Frauen sind in den Entwicklungsländern die Gruppe mit den meisten HIV/AIDS-Infizierten und bilden zusammen mit jungen Menschen die Population mit dem grössten Risiko für eine Neuinfektion. Aufgrund der sexuellen Gewalt, die in unsicheren, von Armut, zivilen Unruhen, politischen Konflikten und schlechten wirtschaftlichen Möglichkeiten für Frauen gekennzeichneten Umgebungen nur allzu alltäglich ist, haben junge Frauen in Afrika ein um das Sechsfache höhere Risiko als ihre männlichen Altersgenossen, sich in der Jugend oder im jungen Erwachsenenalter mit der Krankheit zu infizieren. Aus dieser ungleichen Situation und der Unterdrückung der jungen Frauen, die später zu Müttern werden, erwächst auch das Problem von AIDS im Kindesalter.

So ruft das Leitthema dieser Ausgabe der *Annales Nestlé* mit dem Titel «HIV und Ernährung» auf einer ganz praktischen Ebene sowohl ein analytisches als auch ein synthetisches Interesse an den Nahrungs- und Ernährungsproblemen wach, die sich mit dem Fortschreiten der Epidemie ergeben. Derzeit konzentriert sich das Interesse schwerpunktmässig auf die Prävention der Übertragung und auf pharmazeutische Interventionen und übersieht dabei häufig die Rolle, die der Erwerb von Nahrungsmitteln, die Ernährung und das Essen bei der Behandlung von HIV/AIDS und der Abschwächung der negativen Auswirkungen von HIV/AIDS spielt. Die drei Beiträge in dieser Ausgabe sprechen die aktuellen Probleme an.

KARGER

Fax +41 61 306 12 34
E-Mail karger@karger.ch
www.karger.com

0250–9652/07/0651–0005$23.50/0

Online-Zugriff auf:
www.karger.com/and

Solomons und O'Donnell kombinieren die tiefgreifenden wissenschaftlichen Erkenntnisse bezüglich der Ernährung mit den weitreichenden Erfahrungen, die in der Praxis mit der Erkrankung gemacht wurden. Gemeinsam erarbeiten sie Lehren rund um die Themen Ernährungssicherheit und -unsicherheit bei HIV/AIDS und analysieren diese. Obwohl diesen Themen kaum Aufmerksamkeit geschenkt wird, stellen sie doch ein Dilemma der Politik und des Gesundheitswesens dar, das es zu lösen gilt. HIV ist nur einer von vielen Krankheitserregern, der die bekannten Grundsätze des Wechselspiels zwischen Ernährung und Infektion auf den Plan ruft. Unterernährte Menschen werden schlechter mit Infektionen fertig als wohlgenährte Menschen. Infektionen führen zu einer Verschwendung von Nährstoffen und einer Verschlechterung des Ernährungsstatus. Die grundsätzliche Biologie von HIV/AIDS spielt sich vor dem Hintergrund des Wechselspiels von Infektion und Ernährung ab.

Mit Auftreten von HIV in einer Familie kommt zu wirtschaftlicher Marginalisierung und Armut zusätzlich die soziale Stigmatisierung. Dies führt zu einer Kettenreaktion, im Rahmen welcher an die Familie weniger Kredite vergeben werden, Arbeitskraft verloren geht, Landbesitz geschwächt wird, landwirtschaftliche Traditionen abhanden kommen, weniger Subsistenzanbau stattfindet und das Erwerbseinkommen sinkt. Demgegenüber steht eine gegenteilige Welle an zusätzlichen medizinischen Ausgaben und erhöhtem Nährstoffbedarf. Dies unterstreicht, dass es die Menschen mit HIV/AIDS sind, die – in ihren Hauhalten, Gemeinden und Gesundheitseinrichtungen – unweigerlich und unwiderruflich in die Fänge der Nahrungsmittelunsicherheit und ihrer Auswirkungen auf die Ernährung geraten.

Evidenzbasierte Methoden könnten die Programme der Nahrungsmittelsicherheit in vielen Bereichen verbessern und stärken. Angesichts der Tatsache, dass zur Bekämpfung von HIV/AIDS und dessen Auswirkungen auf die Ernährung allgemein nur begrenzte Mittel zur Verfügung stehen, stellen Forschungsinvestitionen einen Luxus dar, der nur selten verfügbar ist. Fortschritte auf diesem Gebiet wurden erzielt, indem die praktischen Erfahrungen der vor Ort in diesem Bereich tätigen Mitarbeiter und Programmleiter dokumentiert und kritisch analysiert wurden. Die Autoren verdeutlichen, dass Veranstaltungen, wie z.B. das «Afrika Forum 2006» in Lusaka, Sambia, die vordersten Ränge der Hilfsgemeinschaft validieren und motivieren können und gleichzeitig das Erlernen und den Austausch von Erfahrungen fördern und erleichtern, die zur Unterstützung der Ernährungssicherheit dienlich sind. Es besteht allgemeiner Konsens, dass ein Ansatz zur Gewährleistung von Nahrungsmittelsicherheit vielseitig und ganzheitlich sein und in andere Bemühungen zur Linderung von HIV/AIDS integriert werden sollte. Im Idealfall werden alle Anstrengungen zum Nutzen der Menschen mit HIV/AIDS, ihren Familienmitgliedern und ihren Nachbarn als Teil der allgemeinen Entwicklung der Gemeinde etabliert.

Im Bereich der Landwirtschaft lassen sich einige Kompensationsstrategien entwerfen, z.B. die Umstellung auf Nahrungspflanzen, deren Anbau körperlich weniger anstrengend ist, oder der Anbau von Cash Crops (Feldfrüchte, die für den Verkauf oder Export angebaut werden), um Einkommen für den Erwerb von Nahrungsmitteln zu generieren. Obwohl die direkte Nahrungsmittelhilfe möglicherweise den lokalen Anbau und den lokalen Handel mit Nahrungsmitteln dämpft, darf sie nicht völlig ausser Acht gelassen werden. Im humanitären Sinne verlängert die Nahrungsmittelhilfe das Leben der hungernden Menschen und stärkt gleichzeitig den Zusammenhalt mit weiteren Familienmitgliedern, die von der Arbeits- und Erwerbskapazität der Menschen mit HIV/AIDS abhängig sind.

Ein weiterer Aspekt der kindlichen Gesundheit, der durch HIV/AIDS auf Gemeinde- und Haushaltsebene leidet, ist die Qualität und die Zulänglichkeit der Betreuung und Versorgung. Dies beginnt mit der Versorgung der Frauen selbst und zieht sich über die Fütterungsmethoden der Kinder, die psychosoziale Betreuung und die Zubereitung von Nahrungsmitteln bis zu der im Haushalt praktizierten Hygiene und den Gesundheitspraktiken. Leiden die Eltern unter AIDS, dann sind die primären Betreuer geschwächt, liegen im Sterben oder sind schon verstorben, und die Elemente einer guten Versorgung und Betreuung, auf welche die Kinder Anspruch haben und die sie für ein normales Wachstum, eine normale Gesundheit und eine normale Entwicklung benötigen, können nicht bereitgestellt werden. Die Grosseltern und Geschwister können nicht alle Aspekte der Betreuung und Versorgung zufriedenstellend erbringen. Daher bedarf es auf Gemeindeebene gleichzeitig Initiativen, um eine solche Betreuung und Versorgung bereitzustellen. Wo sich weit verbreitete, traditionelle Methoden für das Überleben unterernährter oder HIV-positiver Kinder als unwirksam oder gar schädlich erweisen, sollten neuere und geeignetere Methoden eingeführt werden. Mit dem Ansatz der positiven Abweichung, d.h. der Identifizierung von Betreuungs- und Versorgungsmethoden auf Haushaltsebene, die in einer Gemeinde zu den besten Ergebnissen hinsichtlich Wachstum, Gesundheit und Entwicklung der Kinder geführt haben, lässt sich die Qualität der Betreuung und Versorgung häufig am erfolgreichsten verbessern.

Es wurde eindeutig nachgewiesen, dass die vertikale HIV-Transmission von der Mutter auf das Kind am sichersten durch eine entsprechende antiretrovirale Therapie, eine geplante Kaiserschnittentbindung und Umgehung des Stillens zu vermeiden ist. Mit Hilfe dieser Massnahmen lässt sich die Rate der vertikalen Transmission auf unter 2% senken. Diese Vorgaben mögen in den reichen Industrienationen umzusetzen sein, in ressourcenschwachen Gemeinden jedoch stellen sie einen Luxus dar. Die am stärksten von HIV/AIDS betroffenen Populationen müssen sich angesichts einer schwachen Wirtschaftslage und schlechten hygienischen Verhältnissen zwischen den Risiken der viralen Transmission über die Muttermilch und den überlebensbedrohenden Risiken der Muttermilchersatznahrung entscheiden. Downs und Cooper kombinieren ihre an vorderster Front, im Rahmen der Unterstützung von Müttern und Kindern mit HIV/AIDS, in Durban und Johannesburg, Südafrika, gemachten Erfahrungen.

Die Weltgesundheitsorganisation (WHO) bietet in ihren Richtlinien evidenzbasierte Beratung zum Stillen durch HIV-infizierte Mütter; diese Richtlinien basieren auf der Erkenntnis, dass sowohl beim Stillen als auch bei Verwendung von Muttermilchersatznahrung in Flaschen eine doppelte Gefahr von Morbidität und Mortalität besteht. Die WHO-Richtlinien raten HIV-infizierten Müttern, das Stillen zu vermeiden, wenn adäquate, finanzierbare, nachhaltige und sichere Alternativen für die kindliche Entwicklung zur Verfügung stehen. Ist dies nicht der Fall, dann empfiehlt die WHO, vier Monate lang strikt und ausschliesslich zu stillen und dann abrupt vollständig abzustillen und auf Säuglingsmilchnahrung und andere Babynahrung umzustellen. Epidemiologische Nachweise, die belegen, dass die *Zwiemilchernährung*, d.h. gleichzeitiges Stillen und Verabreichung von Beikost, mit dem höchsten Risiko für vertikale Transmission verbunden sind, gibt es im Überfluss.

In der Praxis mag ausschliessliches Stillen über 4 Monate gefolgt von abruptem Abstillen zwar Überlebensvorteile für den Säugling bieten, aber dieser Methode muss, wie von Downs und Cooper betont, vielschichtige Hindernisse überwinden. Einem wirklich ausschliesslichem Stillen fehlen die kulturellen Grundlagen, und das abrupte völlige Abstillen setzt den Säugling psychischem Stress aus. Die Einhaltung dieser ungewohnten Praktiken erfordert die Unterstützung der Gesellschaft, die in der Regel fehlt. Die Autoren kritisieren in der Tat, dass die Stillberatung im südlichen Afrika voreingenommen ist, den diversen Optionen der Säuglingsernährung nicht aufgeschlossen gegenüber steht, die subjektiven Ansichten des jeweiligen Stillberaters wiedergibt und nicht die ausgewogene und informierte Diskussion führt, die zur Sicherstellung der Menschenrechte von Mutter und Säugling gehört. Das entscheidende Hindernis ist der weitverbreitete Mangel an Unterstützung für Haushalte mit niedrigem Einkommen bezüglich der Zubereitung hygienischer Muttermilchersatznahrung.

Da sowohl die physischen Möglichkeiten als auch eine entsprechende Einweisung in die hygienische Zubereitung der Säuglingsmilchnahrung fehlen, wird die Ernährung mit Säuglingsmilchnahrung allzu häufig von widrigen Umständen begleitet. Die besten Belege deuten in der Tat darauf hin, dass Stillen dann, wenn die Unterbrechung der viralen Transmission kein Thema mehr ist, d.h. bei bereits seropositiven Kindern, bessere Überlebenschancen bietet als eine Muttermilchersatznahrung.

Zwei wichtige Aspekte der Ernährung beziehen sich über den Säugling hinaus auf die Ernährung der stillenden Mutter selbst. Erstens muss der Ernährungsstatus der Mutter ausreichend sein, um den durch das Stillen hervorgerufenen Nährstoffbedarf zu decken. Zweitens muss die Mutter nährstoffreiche Milch bilden. Abgesehen von den oben besprochenen Problemen der vertikalen HIV-Transmission müssen wir uns in den von der HIV/AIDS-Pandemie am stärksten betroffenen Gebieten mit der verhängnisvollen Realität auseinandersetzen, die bereits vorher bestand. Diese Gemeinden sind beherrscht von Armut, schlechter Hygiene und Nahrungsmittelunsicherheit, die selbst bei HIV-negativen Müttern Unterernährung verursachen und die ausreichende Sekretion von Mikronährstoffen in der Muttermilch gefährden. Der Artikel von Mehta, Finkelstein und Fawzi von der Harvard School of Public Health (HSPH) erläutert uns die weiteren Probleme der Ernährung, die das HI-Virus den stillenden Müttern auferlegt. In diesem Szenario tritt das Wechselspiel zwischen Ernährung und Infektion in den Vordergrund.

Die HIV-Infektion und die damit assoziierten opportunistischen Infektionen bedingen die erwartete Auszehrung des Wirts, in diesem Fall der stillenden Mutter. Frühe Studien belegten bei HIV-infizierten Frauen niedrigere Retinolkonzentrationen im Blutserum, die auf die Infektion zurückzuführen sind. Ein niedriger Vitamin A-Status wurde ferner mit einer höheren Rate der vertikalen Transmission des HI-Virus auf den Säugling in Verbindung gebracht. Diese Beobachtungen stammen noch aus der Zeit vor Einführung der antiretroviralen

Therapie und zielten darauf ab, die Mutter-Kind-Übertragung des Virus zu unterbrechen. Daher wurden eine Reihe von Interventionsstudien durchgeführt, welche die Hypothese untersuchten, eine durch Vitamin A-Supplementierung erzielte Verbesserung des Vitamin-A-Status der Mutter würde das Risiko der vertikalen Transmission senken. Die Supplementierung von Nährstoffen wäre eine kostengünstige und ungefährliche Interventionsmassnahme, die mit einem geringen Mass an sozialer Stigmatisierung einhergeht. Die Studienergebnisse stützten die Hypothese einer Schutzwirkung jedoch nicht. Während die Vitamin A-Supplementierung in der Hälfte der Studien keine Auswirkung auf die vertikale Transmission zeigte, führte sie bei den restlichen Studien sogar zu einer Erhöhung des Risikos.

Eine Reihe von Studien, die von der HSPH-Forschergruppe in Zusammenarbeit mit Forschern aus Tanzania durchgeführt wurden, untersuchten eine zusammen mit der normalen Eisen- und Folsäuresupplementierung in der Spätschwangerschaft und Stillzeit verabreichte Multivitamin-Supplementierung im Vergleich zu Behandlungsprotokollen mit Vitamin A und β-Karotin und einer Kontrollbehandlung mit einem Placebo. Das Behandlungsprotokoll mit der Multinährstoffsupplementierung senkte das Risiko der Mutter-Kind-Übertragung des HI-Virus. Das Programm entfaltete ferner eine Schutzwirkung bei den Müttern, indem es die Progression der Verschlechterung des Immunsystems verlangsamte und die Zahl an Fehl- oder Stillgeburten senkte. Die Autoren sprachen sich dafür aus, im Rahmen eines Supplementierungsprogramms, Frauen in Populationen, in denen HIV-endemisch ist, während des Reproduktionszyklus ein Multivitaminpräparat zu verabreichen. Gesamtheitlich gesehen schwächen jedoch einige Überlegungen das Vertrauen, das im Rahmen der öffentlichen Gesundheitspolitik in diese Massnahme gesetzt wird. Die Supplementierung lindert die Auswirkungen der im Hintergrund herrschenden Nahrungsmittelunsicherheit auf den Ernährungsstatus nur teilweise. Die Übertragung des HI-Virus lässt sich durch Multivitamine bei weitem nicht so wirksam verhindern wie durch die antiretrovirale Therapie.

Eine der übergeordneten Lehren der vergangenen zweieinhalb Jahrzehnte ist, dass keine Region von der Bedrohung durch HIV/AIDS ausgenommen ist und dass nur wenige der betroffenen Gebiete wirkliche Fortschritte erzielen, wenn es darum geht, die Übertragung des HI-Virus von Mensch zu Mensch (horizontal) und zwischen Mutter und Kind (vertikal) zu senken. Die Folgen der Stigmatisierung erschweren die Bekämpfung von HIV/AIDS ungemein. Menschen lassen sich aus Angst vor Diskriminierung nicht untersuchen, gestehen ihren HIV-Status nicht ein und beginnen keine lebensverlängernde Behandlung. Kinder werden häufig unabhängig davon, ob sie tatsächlich seropositiv sind oder nicht, durch HIV/AIDS Opfer von Stigmatisierung, und die mit der Krankheit einhergehende Armut und Verzweiflung untergräbt alle vor Auftreten der Epidemie eventuell vorhandenen Bewältigungsmechanismen. In einer Situation, in der Hilfe in so vielen verschiedenen Aspekten erforderlich ist, müssen praktische Ärzte und Mitarbeiter des Gesundheitswesens in den Industriestaaten und den Entwicklungsländern auf viele verschiedene Arten vorbereitet sein. Die in dieser Ausgabe der *Annales Nestlé* enthaltenen Beiträge schlagen einen weiten Bogen über die vielen gesundheitlichen Gesichtspunkte und Ernährungsaspekte von HIV/AIDS und schildern diese plastisch und aktuell.

Ihr Redaktionskomitee

Annales Nestlé

Ann Nestlé [Ger] 2007;65:9–28
DOI: 10.1159/000128917

HIV und die Konsequenzen für Ernährungssicherheit und Gesundheit von Kindern in den betroffenen Gemeinden

Noel W. Solomons[a] Gwen Ellen O'Donnell[b]

[a]Center for Studies of Sensory Impairment, Aging and Metabolism, Guatemala Stadt, Guatemala, und
[b]Project Concern International, Washington, D.C., USA

Schlüsselwörter
Humanes Immunschwäche-Virus (HIV) · Erworbenes Immunschwächesyndrom · Ernährungsunsicherheit · Ernährungssicherheit · Entwicklungsländer · Landwirtschaft · Nahrungsmittelhilfe · Opportunistische Infektionen · Armut

Zusammenfassung
Die ersten Fälle des durch das humane Immunschwäche-Virus (HIV) verursachten, erworbenen Immunschwächesyndroms (AIDS) wurden 1981 diagnostiziert. Inzwischen sind weltweit schätzungsweise 39 Millionen Menschen mit dem Virus infiziert. Während derzeit 64% dieser Menschen in den armen Regionen Subsahara-Afrikas leben, wird die schnellste Ausbreitung der Pandemie inzwischen in den grössten Ländern Asiens verzeichnet. Ernährungssicherheit besteht dann, wenn alle Menschen jederzeit physisch und wirtschaftlich Zugang zu einer ausreichenden Menge gesundheitlich unbedenklicher und nahrhafter Nahrung haben, um ihre Ernährungsbedürfnisse und Nahrungsmittelpräferenzen für ein aktives und gesundes Leben befriedigen zu können. Im Rahmen der HIV/AIDS-Pandemie ergaben sich aufgrund der hinlänglich bekannten, gesetzmässigen Wechselwirkung zwischen Mangelernährung und Infektion Bedenken hinsichtlich der Ernährungssicherheit. Schlechter ernährte Menschen leiden stärker unter Krankheitserregern und die verheerenden Auswirkungen der Infektionskrankheiten haben in der Tendenz einen Abbau der Nährstoffreserven zur Folge. Die sozialen und klinischen Folgen von HIV/AIDS gefährden die Nahrungsversorgung in den bereits von Armut und Umweltschädigung betroffenen Regionen. Interventionen, die auf landwirtschaftliche Produktivität, Einkommensgenerierung und Nahrungsmittelhilfe abzielen, müssen sowohl entwickelt als auch an die lokalen, gemeindespezifischen Gegebenheiten angepasst werden, und man muss sich vor Augen führen, dass diese Interventionen notwendig sind, um die negativen Auswirkungen von HIV/AIDS auf die Ernährungssicherheit abzuschwächen. Die UNICEF hat die Betreuung und Versorgung zu einem Teil ihrer Bemühungen gemacht, das Überleben von Kindern zu sichern, wobei Betreuung und Versorgung wie folgt definiert werden: Die auf Haushalts- und Gemeindeebene aufgewendete Zeit, Aufmerksamkeit und Unterstützung, um die körperlichen, geistigen und sozialen Bedürfnisse des heranwachsenden Kindes und anderer Haushaltsmitglieder zu erfüllen. Die Betreuung und Versorgung umfasst die medizinische Versorgung von Frauen, Stillen und Fütterungsmethoden von Kindern, psychosoziale Betreuung, Nahrungszubereitung sowie Hygiene- und Gesundheitspraktiken im Haushalt. Bei HIV-positiven Kindern bedient man sich inzwischen der positiven Abweichung, d.h. man identifiziert auf Haushaltsebene die Betreuungs- und Versorgungsmethoden, mit denen die besten Ergebnisse bezüglich des Wachstums, der Gesundheit und der Entwicklung der Kinder erzielt werden. Die Stigmatisierung ist ein vorherrschender Faktor, der tendenziell zur Ausgrenzung von Haushalten mit mindestens einem HIV-positiven Mitglied führt und so den sozialen Zusammenhang erschwert, in dem für Ernährungssicherheit gesorgt und Betreuungsinterventionen implementiert werden können. Die Lücken in unserem Wissen bezüglich der Beziehung von Ernährungssicherheit und HIV/AIDS wurden inzwischen identifiziert. Noch zu erforschen ist u.a. wie wirksam die Nahrungsmittelhilfe tatsächlich die Folgen einer HIV-Infektion abschwächen kann und welche Wechselwirkungen zwischen der Ernährungssicherheit und der Wirksamkeit und Verträglichkeit der antiretroviralen Therapie bestehen. Forschungsarbeiten sind jedoch angesichts der knappen Finanzmittel ein gewisser Luxus, so dass die Erhebung und Kodifizierung nützlicher praktischer Erfahrungen, die auf den Erfahrungen beruhen, die derzeit von den vor Ort tätigen Mitarbeitern und Gemeinden gesammelt werden, für diese Interventionen von unschätzbarem Wert sind.

KARGER

Fax +41 61 306 12 34
E-Mail karger@karger.ch
www.karger.com

0250–9652/07/0651–0009$23.50/0

Online-Zugriff auf:
www.karger.com/and

Noel W. Solomons
CeSSIAM in Guatemala
PO Box 02-5339, Section 6163/Guatemala
Miami, FL 33102-5339 (USA)
Tel./Fax +502 2473 3942, E-Mail cessiam@guate.net.gt

Einleitung und geschichtlicher Zusammenhang der AIDS-Pandemie

Am 5. Juni 1981 wurde erstmals bei homosexuellen Männern in Los Angeles über klinische Fälle einer zehrenden, zum Tode führenden Infektionserkrankung berichtet, die später mit der Bezeichnung erworbenes Immunschwäche-Syndrom oder AIDS belegt wurde [1]. Diese Krankheit wird durch das humane Immunschwäche-Virus (HIV) übertragen. Inzwischen vermutet man, dass das Virus 20 bis 40 Jahre vor diesem Zeitpunkt erstmals vom Affen auf den Menschen übertragen worden sein könnte und in Afrika ein eng begrenztes Reservoir gebildet hat [2]. Erst nachdem AIDS später auch in der Karibik, in Brasilien und in Subsahara-Afrika festgestellt wurde, war die internationale Ärzteschaft bezüglich einer Epidemie in Alarmbereitschaft versetzt [3].

Epidemien kamen in der Geschichte der Menschheit immer wieder vor. Die Pest (der schwarze Tod) wütete zwischen dem 11. und dem 15. Jahrhundert in mehreren Wellen und dezimierte die Bevölkerung in Europa um bis zu ein Drittel. In der Zeit vor John Snow, d.h. vor Mitte des 19. Jahrhunderts, wurde Europa ferner von tödlich verlaufenden Cholera-Epidemien heimgesucht [4]. Die Cholera ist bis heute in Teilen Südasiens holoendemisch [5]. Die Pocken waren von der Antike bis zu ihrer Ausrottung 1979 eine weltweite Pandemie [6]. Ferner traten immer wieder Influenzapandemien auf, wobei das schlimmste Beispiel wohl die zum Ende des 1. Weltkriegs, zwischen 1918 und 1919 aufgetretene Grippepandemie, die sogenannte Spanische Grippe, war; man schätzt, dass der Spanischen Grippe weltweit ungefähr 3 Millionen Menschen zum Opfer gefallen sind.

Zu den entscheidenden Faktoren der Krankheitsübertragung von Mensch zu Mensch zählt die Mobilität. AIDS ist in dieser Hinsicht wahrscheinlich die erste Epidemie im Zeitalter der Globalisierung. Vor Einführung des international Flugverkehrs war es sehr viel schwieriger, grössere Distanzen zurückzulegen, und die eingeschränkte Mobilität begrenzte die Ausbreitung ansteckender Krankheiten. Ferner drangen Tod und Leid, die durch Krankheit, Hungersnöte und Naturkatastrophen verursacht wurden, vor Einführung der elektronischen Kommunikation nicht in das Bewusstsein der Menschen, die ausserhalb der betroffenen Regionen lebten. Seit Anfang des 20. Jahrhunderts ist die Weltbevölkerung von 2 Milliarden auf inzwischen geschätzte mehr als 9 Milliarden gewachsen [7]; die Zahl der potenziellen Opfer übertragbarer Krankheiten ist also weltweit gestiegen. Dies alles sind greifbare Faktoren, die sich im Kontext einer modernen Pandemie, wie z.B. der AIDS-Erkrankung, abzeichnen.

Von den geschätzten 39 Millionen HIV-infizierten Menschen weltweit leben über 25 Millionen (64%) in Subsahara-Afrika. Während sich HIV-infizierte Menschen in Industrienationen vor Ausbruch der AIDS-Erkrankung noch jahrelang guter Gesundheit erfreuen und ein produktives Leben führen können, ist dies bei einem HIV-Infizierten in Afrika weniger wahrscheinlich. Millionen Afrikaner erkranken und sterben frühzeitig und zwar nicht, weil es an fortschrittlichen Arzneimitteln fehlt, sondern aufgrund vermeidbarer, meist auf Mangelernährung zurückzuführender Gesundheitsprobleme. HIV/AIDS befällt derzeit hauptsächlich Menschen in der produktiven Altersgruppe, dezimiert somit die zur Verfügung stehenden Arbeitskräfte und wirkt sich dadurch wiederum stark auf das Auskommen und die Nahrungsmittel- und Ernährungssicherheit aus [8].

HIV/AIDS hat ausserdem erschreckende Folgen für Kinder und die hinsichtlich des Überlebens von Kindern erzielten Fortschritte. Laut Walker und Schwartländer [9] stieg die Zahl der durch HIV-Infektionen verursachten Todesfälle in der Altersgruppe der unter 5-Jährigen in Subsahara-Afrika von 2 auf 7,7%. In fünf Ländern sterben über 30 von 1 000 und in 16 Ländern zwischen 10 und 25 von 1 000 der unter 5-Jährigen aufgrund einer HIV-Infektion. In den restlichen, insgesamt 18 afrikanischen Ländern liegen die Raten bei unter 10 von 1 000 [9]. HIV/AIDS wirkt sich in Afrika zunehmend auf die Sterblichkeit der unter 5-Jährigen aus und ist zwar nicht der einzige, aber doch einer der Faktoren, welche die im Kampf um das Überleben von Kindern erzielten Fortschritte untergraben. Laut einer Studie von USAID macht HIV/AIDS jahrelange wirtschaftliche und soziale Entwicklungen zunichte [10]. In der gleichen Studie wird ferner die Tatsache ins Feld geführt, dass die Mortalitätsrate von Eltern, die Waisen hinterlassen, die noch im Jahr 1990 bei 16,4% lag, bis zum Jahr 2010 auf mindestens 68,4% ansteigen wird. Diese Zahlen sind zwar erschütternd, beinhalten jedoch noch nicht jene Kinder, die bei kranken Eltern leben und die Rolle der Hauptversorger für Eltern, jüngere Geschwister und andere übernehmen müssen, bzw. Kinder, die die Verantwortung für das Familienauskommen tragen. Kinder in Afrika sind heutzutage mit Herausforderungen von unvergleichbarem Umfang und unvergleichbarer Komplexität konfrontiert.

Am 26. Juni 1945 wurden die Vereinten Nationen in San Francisco, USA, ins Leben gerufen. Mit der Gründung der Vereinten Nationen galten Armut, Elend und Krankheit nicht länger als unvermeidliche Folgen des menschlichen Daseins, und das Ungleichgewicht bezüglich der Wohlstandsverteilung wurde nicht länger als Teil der natürlichen sozialen Ordnung toleriert. Im Dezember 1948 wurde die Allgemeine Erklärung der Menschenrechte auf der dritten Vollversammlung der Vereinten Nationen verabschiedet. Ihre Bedeutung für Menschen, die mit HIV/AIDS leben, wurde Gegenstand vieler Kommentare [11]. Noch aktueller sind die von der UN formulierten Millennium-Ziele zur Förderung der Gesundheit und Entwicklung, von denen mehrere unmittelbar für HIV/AIDS relevant sind [12].

Dies sind nur einige der mit dem Vierteljahrhundert der AIDS-Pandemie assoziierten Meilensteine und historischen Zusammenhänge. Die meisten Ärzte und Gesundheitsbehörden betrachten Gesundheitsprobleme jedoch nicht durch das Prisma der Makropolitik, sondern eher auf Gemeindeebene oder über ihren täglichen Umgang mit Patienten. Wir sind daher davon ausgegangen, dass die Leser der *Annales Nestlé* sich insbesondere für die Gemeindeebene interessieren. «Nahrung, Betreuung und Gesundheit gelten weithin als die Dreifaltigkeit der Ernährung», kommentierte Haddad [13] anlässlich des 17. International Congress on Nutrition im Jahr 2001. In unserem Artikel zum Thema «HIV und die Konsequenzen für Ernährungssicherheit und Gesundheit von Kindern in den betroffenen Gemeinden» versuchen wir, angesichts der vielschichtigen biologischen, sozialen und psychologischen Auswirkungen der HIV-Endemizität, Einblicke zu geben in die in armen Gemeinden herrschenden Wechselwirkungen von Nahrungsaufnahme einerseits und Betreuung und Versorgung andererseits.

Die Wechselwirkungen zwischen Ernährung und Infektion

Die wichtigsten unmittelbaren Ursachen für Mangelernährung sind unzureichende Nahrungsaufnahme und Infektionserkrankungen [8]. Da es sich bei HIV/AIDS um einen Komplex bestehend aus einer primären Virusinfektion (HIV) in Verbindung mit opportunistischen Infektionen (AIDS) handelt, besteht eine wesentliche Wechselwirkung zwischen Mangelernährung und Infektion. Der jüngste Bericht des US-Innenministeriums zu Nahrung und Ernährung von Menschen, die mit HIV/AIDS leben [14], konstatiert: «In vielen Teilen der Welt, insbesondere in Subsahara-Afrika, liegt eine hohe Prävalenz von HIV/AIDS und Mangelernährung vor. Die Auswirkungen hängen miteinander zusammen und verstärken sich in einer Art Teufelskreis gegenseitig.»

Konzepte und Grundsätze

Die konzeptionellen und wissenschaftlichen Grundlagen der biologischen Bedenken bezüglich der Ernährungsunsicherheit in Kombination mit einer Infektionserkrankung, wie z.B. HIV, reichen fast ein halbes Jahrhundert zurück. Scrimshaw et al. [15] dokumentierten unzählige, in der Natur auftretende Interaktionen zwischen Wirt und Pathogen, bei denen der Ernährungsstatus des Wirts die Reaktion auf eine Infektion bedingt und sich das Vorliegen einer Infektion auf den Ernährungsstatus des Wirts auswirkt. Diese Daten wurden 1968 in einer von der WHO veröffentlichten Reihe von Fachmonographien ergänzt [16]. Ein schlecht ernährter Wirt ist bei Exposition gegenüber einem Krankheitserreger anfälliger für die Infektion bzw. die Infektion dauert bei ihm länger, ist schwerer und verläuft eher tödlich. Wir wissen inzwischen, dass die allgemeine Grundlage für diese Wirkung des Ernährungsstatus mit einem intakten und funktionierenden Immunabwehrsystem des Wirts zusammenhängt. Ein entsprechender Nährstoffstatus könnte sich auf die erfolgreiche Immunabwehr des Wirts gegen den Krankheitserreger auswirken [17, 18]. Dies trifft auf jeder Ebene zu, von der Undurchlässigkeit der Barrieren (Haut, Schleimhäute, Darmschleimhaut), die das Eindringen von Krankheitserregern verhindern, über die angeborenen Reaktionen, bei denen Krankheitserreger umschlossen und lysiert werden bzw. zerfallen, bis zu den erworbenen Immunantworten, wie z.B. antikörpervermittelte und systemisch-entzündliche Reaktionen.

Andererseits können Tiere oder Menschen, die an akuten oder chronischen Infektionen leiden, an Gewicht verlieren, ihr allgemeiner Ernährungsstatus kann sich verschlechtern und es kann zu einem spezifischen Vitamin- oder Mineralstoffmangel kommen. Die Lungentuberkulose wurde nicht umsonst früher als «Schwindsucht» bezeichnet. Die verheerenden Auswirkungen einer Infektion hemmen den Appetit und die Nährstoffabsorption bzw. zerstören oder vergeuden die Nährstoffe im Körper und führen so beim Wirt zu einer Verschlechterung des Ernährungsstatus. Eine akute Dehydratation bei Gastroenteritis beispielsweise ist die Folge einer Kombination aller der oben genannten Mechanismen. Seit langem weiss man auch, dass der schlimmsten Form der Proteinmangelerscheinung beim Menschen, die unter der Bezeichnung Kwashiorkor bekannt ist, häufig eine Masernerkrankung vorangeht. Diese beiden Wechselwirkungen zwischen Ernährung und Infektion gelten als *synergistisch.*

Umgekehrt zeigt ein gut genährter Wirt in manchen Fällen eine höhere Widerstandskraft gegen Infektionen bzw. Infektionen verlaufen bei ihm in abgeschwächter Form. Es gibt ausserdem Fälle, in denen ein überernährter Wirt anfälliger für unerwünschte Infektionen ist als ein normalernährter Wirt. Hier handelt es sich um Beispiele für sogenannte *antagonistische* Wechselwirkungen zwischen Ernährung und Infektion. In den 50er und 60er Jahren des 20. Jahrhunderts galten Adipositas und Überernährung weder in den Industrienationen noch in den Entwicklungsländern als wichtige Probleme des allgemeinen Gesundheitswesens. Zwar waren die mit Abstand meisten Interaktionen synergistischer Natur, aber zwischen Ernährung und Infektion gab es auch einige wenige antagonistische Wechselwirkungen, bei denen der Mangel eines Nährstoffs den Wirt vor einer Infektion bzw. vor den Folgen einer durch einen Krankheitserreger hervorgerufenen Infektion schützte [15, 16]. Diese antagonistischen Wechselwirkungen traten im Allgemeinem bei intrazellulären Pathogenen auf, d.h. jenen Krankheitserregern, die in die Zellen des Wirts eindringen und sich mit den im Zellplasma vorhandenen Nährstoffen ernähren. In diesen Fällen gilt, je besser die Nährstoffreserven in den Wirtszellen desto attraktiver ist der Wirt für den Krankheitserreger und desto besser gedeiht dieser.

Die synergistische Wirkung von HIV/AIDS auf den Ernährungsstatus

Selbst bei flüchtigster Berücksichtigung dessen, was wir über die Progression der symptomatischen AIDS-Erkrankung wissen, ergibt sich ein klassisches Beispiel für die negativen Auswirkungen einer Infektion auf den Ernährungsstatus, wobei die HIV-Infektion die primäre, zugrundeliegende Erkrankung ist. Die Kachexie ist kennzeichnend für AIDS [19] und wurde in den afrikanischen Gebieten, in denen die Erkrankung zuerst beschrieben wurde, in der Sprache der Einheimischen auch als Abmagerungskrankheit (slim disease) bezeichnet. Auch die mit dem Vollbild AIDS verbundenen Infektionen, u.a. konventionelle Infektionen, wie z.B. Tuberkulose, aber auch sogenannte «opportunistische» Infektionen (d.h. Organismen, die bei einem normal ernährten Wirt in der Regel nicht pathogen sind) sind pathognomonisch für die AIDS-Erkrankung. Die Menschen, die mit AIDS leben, leiden aufgrund der HIV-Infektion und den damit verbundenen Infektionen unter Appetitmangel und einer milden bis stark ausgeprägten Anorexie. So kann beispielsweise der allgegenwärtige Dünndarmparasit *Cryptosporidium parvum*, der in der Regel bei immunkompetenten Personen nicht pathogen ist (bzw. bei Kleinkindern schlimmstenfalls eine selbstlimitierende Durchfallerkrankung hervorruft), zu einer anhaltenden, praktisch nicht behandelbaren Darminfektion führen, die mit Durchfallneigung und bis zu zwei Litern Stuhlverlust täglich einhergehen kann [20]. Die AIDS-Erkrankung wird mit einer chronischen Aktivierung der akuten Immunreaktion in Verbindung gebracht [21], die durch Fieber und ein Stoffwechselmuster gekennzeichnet ist, bei dem Makro- und Mikronährstoffe konsumiert werden und es zur Auszehrung der inneren Organe sowie zum Muskelabbau kommt. Da eine HIV-Infektion in allen Stadien mit Nährstoffverlust einhergeht, ist es von äusserster Wichtigkeit, dass infizierten Personen mit einer ausreichenden Nährstoffmenge versorgt und alle Massnahmen ergriffen werden, damit der Körper diese Nährstoffe behält.

Die synergistische Wirkung des Ernährungsstatus auf die Infektion im Falle von HIV/AIDS

Ausgehend von den Grundsätzen der Wechselwirkungen zwischen Ernährung und Infektion hoffte man zu Beginn des Zeitalters von HIV/AIDS, dass eine Verbesserung des Ernährungsstatus der armen und unterernährten Populationen zur Prävention der Virusübertragung beitragen könnte und zwar entweder der Virusübertragung zwischen den Sexualpartnern beim Geschlechtsverkehr [22] oder der vertikalen Transmission von der Mutter auf den Säugling [23–25]. Trotz der ursprünglichen Beobachtungen, dass die AIDS-Pandemie anfangs hauptsächlich wohlgenährte Homosexuelle aus reichen Industrienationen betraf, hoffte man, die Übertragung des Virus durch den Geschlechtsverkehr eindämmen zu können und stellte diesbezügliche Untersuchungen an. Die Supplementierung von Vitaminen oder Mineralstoffen (Mikronährstoffen) zur Prävention der mittels Geschlechtsverkehr übertragenen Neuinfektionen erzielte im Allgemeinen keine positiven Ergebnisse. Ähnliche Bestrebungen, den Mikronährstoffstatus der Mutter zu verbessern, um die Übertragung des Virus von der Mutter auf den Feten, das Neugeborene oder das Kleinkind zu senken, wurden durch die in der Praxis vor Ort tätigen Forscher in Erwägung gezogen. Der Artikel von Downs und Cooper [26] setzt sich kritisch mit den in diesen Untersuchungen gewonnenen Erkenntnissen auseinander.

Ferner riefen bestimmte Zusammenhänge zwischen mit der Nahrung aufgenommenen Mikronährstoffen und der Progression der HIV-Infektion zum Vollbild AIDS bzw. zum Tod [27–30] Erwartungen hervor, dass die Infektion durch Reduzierung des Nährstoffmangels gelindert und ihre Progression bzw. der tödliche Verlauf der Erkrankung vermindert werden könnte. Am meisten Interesse wurde in diesem Zusammenhang dem Nährstoff Vitamin A entgegengebracht. Der Umfang des experimentellen Interventionsdesigns und die in den Feldstudien gewonnenen Erkenntnisse bezüglich des Mikronährstoffstatus, der Mikronährstoffsupplementierung und der Outcomes von HIV/AIDS werden umfassend von Fawzi behandelt [31].

Eine Steigerung der Virulenz des Retrovirus stellt eine theoretische, bislang jedoch unerforschte Möglichkeit in der komplexen Beziehung zwischen HIV und dem Ernährungsstatus des Wirts dar. Ein Modell für ein solches Szenario findet sich in der Arbeit von Beck et al. [32–35] in den USA. Diese Forschergruppe fand heraus, dass ein Coxsackie-Virus, das bei wohlgenährten Mäusen eine leichte, vorübergehende Atemwegsinfektion hervorruft, bei einem unter Selenmangel leidenden Mäusewirt zu einem virulenten, tödlichen Stamm mutiert [32]. Das mutierte Virus wird dann ferner virulent und verursacht auch bei Nagetieren mit adäquatem Selenstatus eine tödliche Infektionskrankheit. Man vermutet, dass auch andere Virenstämme bei Passage durch Wirte mit Nährstoffmangel mutieren und die Viren in der Folge eine gesteigerte Virulenz aufweisen könnten [34]. Angesichts der weltweit verbreiteten Mangelversorgung der Menschen mit Eisen, Jod, Vitamin A, Zink und anderen Nährstoffen muss das Mutationspotenzial des HI-Virus bei Wirten mit Nährstoffmangel unbedingt berücksichtigt und erforscht werden.

Die antagonistische Wirkung des Ernährungsstatus auf die Infektion bei HIV/AIDS

Wie alle Viren ist auch das Retrovirus, das AIDS verursacht, ein intrazelluläres Pathogen. Dies sollte eigentlich einige antagonistische Wechselwirkungen auf den Plan rufen, bei denen die Infektion durch Entzug eines für die Entwicklung und die Vermehrung des HI-Virus kritischen Nährstoffs verzögert werden könnte. Die mit dem Vollbild AIDS verbundenen Infektionen, u.a. die sogenannten «opportunistischen Infektionen», neigen ferner zur intrazellulären Vermehrung.

Dies führt zu einer Reihe wichtiger Überlegungen. Eine dieser Überlegungen betrifft die routinemässige Anreicherung oder Supplementierung eines Nährstoffs, der möglicherweise die Vermehrung des HI-Virus oder eines anderen eindringenden Pathogens begünstigt. Entfalten Programme, die auf eine Verbesserung des Mikronährstoffstatus abzielen und bei denen die Supplementierung der gesamten Bevölkerung verabreicht wird, in den Gemeinden, in denen HIV/AIDS endemisch auftritt, möglicherweise eine gemischte Wirkung? Wirken sich diese Programme auf manche Teile der Bevölkerung, beispielsweise HIV-negative Menschen mit einem Mangel an diesem Nährstoff, positiv, bei anderen Menschen, z.B. seropositiven Personen mit oder ohne Nährstoffmangel, jedoch negativ aus? Diese Frage gewinnt durch die Veröffentlichung der Ergebnisse einer routinemässigen Eisen- und Folsäuresupplementierung (mit oder ohne gleichzeitige Verabreichung von Zink) bei Kleinkindern aus einer Region der Insel Pemba, in Sansibar, Tanzania, in der die Malaria holoendemisch auftritt, zunehmend an Bedeutung [36]. Die in die beiden Behandlungsarme eingeteilten malariainfizierten Kinder, die eine Eisen- oder Folsäuresupplementierung erhielten, wurden tendenziell häufiger ins Krankenhaus eingewiesen und hatten eine höhere Mortalitätsrate als Kinder, die lediglich eine Zinksupplementierung erhielten oder in die Kontrollgruppen eingeteilt worden waren und nicht behandelt wurden (Placebo).

Die Kehrseite des Themas bezieht sich auf das, was Weinberg [37] als «nutritional immunity», als «Nährstoff-Immunität», bezeichnet, d.h. die potenzielle *Schutzwirkung*, die ein leichter Nährstoffmangel in einer Umgebung entfalten kann, in der ein nährstoffabhängiges Pathogen übertragen wird. Könnte man die Vermehrung des HI-Virus mittels Nährstoffentzug hemmen, wenn man den Nährstoffbedarf des Virus kennen würde? Wäre ein HIV-infizierter Mensch widerstandsfähiger gegen opportunistische Infektionen, wenn sein Nährstoffstatus bezüglich der für die ursächlichen Bakterien bzw. Protozoen interessanten Nährstoffe eher an der untere Grenze liegen würde?

Die zuvor genannten Spurenelemente (Eisen und Zink) sind hinsichtlich der möglichen, mit einer Überdosierung verbundenen Gefahren von Interesse und werfen die Frage auf, ob eine allgemeine Intervention in Form einer Supplementierung dieser Nährstoffe für die gesamte Bevölkerung verträglich und klug ist. Bezüglich der Eisensupplementierung wurde eine Reihe theoretischer Gründe genannt, warum prall gefüllte Eisenspeicher im Körper intrazelluläre pathogene und opportunistische Organismen beherbergen [38]. Eine vor Kurzem in Kenia durchgeführte Interventionsstudie, bei der eine Eisensupplementierung erfolgte, ergab jedoch keine negativen Auswirkungen auf die HIV-Last [39].

Es wurde nachgewiesen, dass viele der viralen Mechanismen des HI-Virus zinkabhängig sind. Ferner beobachteten Tang et al. in ihren epidemiologischen Studien vor Einführung der antiretroviralen Therapie bei Männern, die über die Nahrung höhere Mengen an Zink zu sich nahmen bzw. eine Zinksupplementierung erhielten, eine stärkere Progression von HIV zu AIDS [27] und nach Ausbruch der AIDS-Erkrankung eine kürzere Überlebensdauer [28]. In einer jüngeren, in mancher Hinsicht ethisch etwas problematischen klinischen Studie in Durban, Südafrika, prüften Bobat et al. [38] die Hypothese, eine 6-monatige Verabreichung von 10 mg elementarem Zink an jugendliche AIDS-Patienten in einem Kwa-Zulu-Natal Krankenhaus wirke sich negativ auf den Verlauf der Infektion aus. Bei den randomisiert in die mit Zink behandelte Gruppe eingeteilten Patienten wurde weder eine verstärkte Progression noch eine höhere Mortalität beobachtet; die Patienten sprachen im Gegenteil positiv auf die Zinksupplementierung an. Die andere Studie wurde in Kenia durchgeführt und von Olsen et al. [39] veröffentlicht. In dieser Studie erhielten seropositive schwangere Frauen zweimal wöchentlich eine Supplementierung mit 60 mg Eisen und die Forschergruppe beobachtete ab Beginn der Supplementierung über einen Zeitraum von 4 Monaten die HIV-1-Last. Diese zweimal pro Woche verabreichte Eisensupplementierung wirkte sich nicht auf die Viruslast aus. Da 60–120 mg Eisen *täglich* in der Schwangerschaft jedoch eine normale Dosis darstellen, kann laut den Autoren eine «Wirkung höherer Dosen nicht ausgeschlossen werden» [39].

Die Ergebnisse der oben angeführten Studien bieten eine gewisse Sicherheit dafür, dass die Supplementierungs- oder Anreicherungsprogramme mit Zink oder Eisen auch für HIV-positive Kinder verträglich sind. Die theoretischen Überlegungen hinsichtlich des Wechselspiels von Eisen und Zink mit HIV oder anderen infektiösen Organismen beim AIDS-Syndrom [39, 40] sprechen jedoch dafür, auch weiterhin wachsam zu bleiben und auf Anzeichen zu achten, die in Gegensatz zu diesen aus nur zwei Studien stammenden Ergebnissen stehen.

Tabelle 1. Stellungnahme der American Dietetic Association (Amerikanische Gesellschaft für Ernährungswissenschaftler) and Dietitians of Canada zur Ernährungsintervention im Rahmen der Versorgung von Personen, die mit dem humanen Immunschwäche-Virus (HIV) infiziert sind

Die Infektion mit dem humanen Immunschwäche-Virus (HIV) und die Entwicklung des erworbenen Immunschwäche-Syndroms (AIDS) wirken sich signifikant auf die nationale und globale Gesundheit sowie die sozialen, politischen und wirtschaftlichen Outcomes aus. Präventions- und Behandlungsbemühungen, die auf eine Eindämmung der HIV-Infektion abzielen, sind schwieriger als in früheren Jahrzehnten. Die Gewährleistung von Nahrungsmittel- und Ernährungssicherheit und die Behandlung der mit der Ernährung verbundenen Komplikationen einer HIV-Infektion sowie die multiplen Aspekte der von einer HIV-Infektion ausgehenden oder mit dieser zusammenhängenden Erkrankung sind nach wie vor Herausforderungen für Patienten und alle, die an der Prävention, Pflege und Behandlung von HIV/AIDS mitwirken. Zu den irritierenden klinischen Problemen zählen u.a. Wechselwirkungen zwischen Medikamenten, gleichzeitig auftretende andere Infektionen und Erkrankungen, Abmagerung und Lipodystrophie.

Aus Fields-Gardner und Fergusson [44].

Ernährungssicherheit und -unsicherheit in den von HIV/AIDS betroffenen Gemeinden

Im Jahr 2001 bemerkte der damalige Leiter von UNAIDS, Dr. Peter Piot, dass die Versorgung mit einer ausreichenden Menge an Nahrungsmitteln die drängendste Sorge der von ihm besuchten mit HIV/AIDS lebenden Menschen sei [41]. Whiteside et al. [42] verweisen hinsichtlich des Zeitrahmens auf eine wichtige Tatsache, nämlich dass die lange Inkubationszeit zwischen Infektion und Ausbruch der Erkrankung eine Reihe von Konsequenzen hat. Im Klartext heisst dies: Es dauert lange bis sich HIV-Infektionen zu AIDS-Fällen entwickeln und aus AIDS-Fällen Todesfälle werden, die u.a. Verwaisung, Armut und veränderte Bevölkerungsstrukturen mit sich bringen. Inzwischen jedoch dauert die HIV/AIDS-Epidemie schon 25 Jahre, und wir können damit beginnen, diese Folgen im Kontext ihrer Auswirkungen auf die Ernährungssicherheit der betroffenen Populationen zu betrachten. Tabi und Vogel [43], zwei vor Ort in Ghana in der Pflege beschäftigte Forscher, stellen eine beunruhigende Behauptung auf: «In Ghana und in vielen anderen Entwicklungsländern sterben mehr HIV- und AIDS-Patienten aufgrund ihres schlechten Ernährungsstatus als an der Krankheit selbst.» Das 2004 verfasste Positionspapier der Gesellschaften der Ernährungswissenschaftler der USA und Kanada (Tabelle 1) stammt zwar aus den zwei reichsten Nationen des nordamerikanischen Kontinents, [44] vermittelt aber trotzdem die umfassende und globale Reichweite der Probleme, die sich im 21. Jahrhundert weltweit auf die Ernährungssicherheit und die Betreuung und Versorgung von Kindern auswirken.

Definitionen der Ernährungssicherheit und Messgrössen der Ernährungsunsicherheit

Laut der Erklärung von Rom und dem Aktionsplan des Welternährungsgipfels der UN-Ernährungs- und Landwirtschaftsorganisation (FAO) besteht Ernährungssicherheit dann, «wenn alle Menschen jederzeit physisch und wirtschaftlich Zugang zu ausreichender, gesundheitlich unbedenklicher und nahrhafter Nahrung haben, um ihre Ernährungsbedürfnisse und Nahrungsmittelpräferenzen für ein aktives und gesundes Leben befriedigen zu können» [45]. Ein Zustand der «Ernährungsunsicherheit» liegt also vor, wenn die oben angeführten Kriterien der Definition nicht erfüllt sind. Die Kurzform der Definition des Begriffs «Ernährungsunsicherheit» lautet «eingeschränkter oder unsicherer Zugang zu einer ausreichenden Menge nahrhafter Nahrung» [46]. Die Bedenken bezüglich der Ernährungssicherheit können sich auf verschiedene Ebenen beziehen, u.a. die nationale, die lokale (Gemeinde), die familiäre (Haushalt) und sogar die persönliche Ebene. Logischerweise beruht die Ernährungssicherheit auf der Menge an Nahrungsmitteln, die auf den diversen Ebenen verfügbar sind. Bei ungleicher Verteilung einer unzureichenden Menge an Nahrungsmitteln kann zwar bei manchen Menschen ein Zustand der Ernährungssicherheit erzielt werden, da aber der Begriff «Ernährungssicherheit» gerechterweise für «alle Menschen» gilt, müsste ein Land über eine Menge an Nahrungsmitteln verfügen, die ausreicht, um die Bedürfnisse aller seiner Einwohner decken zu können.

Diverse Institutionen und Personen haben versucht, die Definitionen in Formate zu operationalisieren, mittels derer sich die Ernährungssicherheit bewerten und ein Zustand der Ernährungsunsicherheit diagnostizieren lässt. Die UN-Ernährungs- und Landwirtschaftsorganisation (FAO) sammelt und tabellarisiert für die meisten Länder Daten zur Ernährungsbilanz, mit deren Hilfe sie feststellen kann, ob in einem Land «Mangelernährung» vorliegt. Dies ist dann der Fall, wenn die Kalorienzahl der produzierten oder importierten Nahrungsenergie nicht ausreicht, um die Bedürfnisse der Bevölkerung zu decken. Die FAO bestand allgemein auf einer minimalistischen Definition, die auf der absolut notwendigen Mindestration basiert [45]. Andere Institutionen und Personen stellen detailliertere und ehrgeizigere Forderungen auf. So kommentiert Gopalan beispielsweise [47]: «Um auf Haushalts-ebene Ernährungssicherheit zu erzielen, muss auf nationaler Ebene eine ausreichende Nahrungsmenge zur Verfügung stehen und diese gerecht, gemäss der physiologischen Bedürfnisse in der Bevölkerung verteilt werden.»

Für die meisten der mit HIV/AIDS in Verbindung stehenden Praxis- und Forschungskategorien zum Thema Ernährungssicherheit eignet sich die Haushaltsebene (bzw. die persönliche Ebene) am besten. Die Instrumente, mit denen die Ernährungssicherheit in der Praxis bewertet wird, stammen noch aus den frühen 90er Jahren des 20. Jahrhunderts [48, 49] und umfassen Datenerhebungen zu demographischen Merkmalen, zur Häufigkeit des Verzehrs von Obst und Gemüse sowie zu der dem Haushalt zur Verfügung stehenden Menge an Nahrungsmitteln.

Eine Kreuzvalidierung der anderen Indikatoren für eine Unterversorgung mit Nahrungsmitteln in Haushalten in ländlichen Gebieten Amerikas ergab bezüglich der Feststellung der Ernährungsunsicherheit ein hohes Mass an Sensitivität und Spezifität. An anderer Stelle wird die Ernährungsdiversität als ein möglicher Indikator für Ernährungssicherheit und als ein Prädiktor für den Ernährungsstatus angeführt, wobei es hinsichtlich der Standardisierung der Definitionen und der Methodologie jedoch weiterer Forschungsbemühungen bedarf, bevor diese als allgemein gültig angewendet werden können [50]. Bisher wurden zusätzliche Instrumente, mit denen sich die Ernährungssicherheit auf Haushaltsebene messen lässt, weiter verfeinert; diese Instrumente haben sich in populationsbasierten Umfragen als zuverlässig erwiesen und einige Studien haben ergeben, dass zwischen dem Mass der Ernährungssicherheit und der Nährstoffaufnahme ein Zusammenhang besteht [51].

Obwohl die in der Praxis verwendeten Fragebögen in bestimmten Settings validiert und ihre Konstruktvalidität nachgewiesen wurde, ist die Bewertung der «Ernährungsunsicherheit» nicht frei von Paradoxa. Rose [52] untersuchte die Indikatoren der Ernährungssicherheit in einer national repräsentativen Stichprobe der US-Bevölkerung und fand heraus, dass die meisten Mitglieder von Haushalten, die als mit Nahrungsmitteln unterversorgt galten (interessanterweise jedoch nicht die Familienmitglieder im Kindergartenalter) geringere tägliche Nährstoffaufnahmen angaben als Mitglieder von Familien, in denen eine ausreichende Menge an Nahrungsmitteln zur Verfügung stand. Ferner nimmt die Prävalenz des Übergewichts im Kindesalter zu. Bei Mädchen im Alter zwischen 12–17 Jahren besteht laut der US Food Security Scale [46] ein Zusammenhang zwischen grösserer Ernährungsunsicherheit und Übergewicht. Shariff und Khor [53] wendeten das gleiche, im US-Bundesstaat New York validierte Instrument [48, 49] in ländlichen Regionen Malaysias an und kamen ebenfalls zu dem scheinbar paradoxen Ergebnis, dass die Prävalenz von Übergewicht und Adipositas bei Frauen aus Haushalten, in denen Ernährungsunsicherheit herrschte, höher war (50%) als bei Frauen aus Haushalten mit guter Ernährungssicherheit (38%). Der gleiche Zusammenhang wurde auch bezüglich des Hüftumfangs festgestellt.

Aus diesen Gründen wurde vor kurzem eine Bewegung ins Leben gerufen, die es sich zur Aufgabe gemacht hat, die Bewertungsziele, die Konzeptionalisierung und die Messung der Ernährungssicherheit zu überarbeiten [54]. Die Übersicht unterstreicht die drei wichtigsten konzeptionellen Entwicklungen im Rahmen der praktischen Ansätze zur Messung der Zwänge und Beschränkungen hinsichtlich der Nahrungsverfügbarkeit: (1) die Entwicklung, nicht länger die Verfügbarkeit und Verwendung der Nahrungsmittel, sondern eher den «unzureichenden Zugang zu den Nahrungsmitteln» zu messen; (2) die Verlagerung des Schwerpunkts von objektiven auf subjektive Messgrössen und (3) die zunehmende Betonung elementarer Messungen anstatt sich auf Ersatzgrössen («proxy measures») zu verlassen. Webb et al. [54] beschreiben eine Agenda mit vier Punkten (Tabelle 2) zur weiteren Verbesserung und Verfeinerung der Messung der Ernährungssicherheit. Angesichts der paradoxen Elemente, die den oben erläuterten, traditionellen

Tabelle 2. Weitere Fragen, die es zur Bewertung der Ernährungssicherheit und -unsicherheit zu erforschen gilt

1	Wie gut erfassen die zur Bestimmung der Ernährungsunsicherheit auf Haushaltsebene ausgelegten Messgrössen, die für Umgebungen mit chronischer Ernährungsunsicherheit ausgelegt sind, die Vorgänge, die zur akuten Ernährungsunsicherheit führen und die diesbezüglich gemachten Erfahrungen?
2	Wie beeinflussen temporäre Katastrophen, wie z.B. starkes Hochwasser oder Erdbeben, die Verhaltensweisen auf Haushaltsebene, die für Reaktionen auf Fragen der Ernährungssicherheit massgeblich sind?
3	Wie lässt sich das Wechselspiel zwischen der Schwere der Konsequenzen und der Häufigkeit von Verhaltensweisen auf Haushaltsebene, die mit der Ernährungsunsicherheit zusammenhängen, besser messen?
4	Wie lässt sich feststellen, ob die Antworten eines Einzelnen auf die in einer Umfrage gestellten Fragen zum Thema Ernährungsunsicherheit repräsentativ für die Erfahrungen aller Haushaltsmitglieder sind?

Aus Webb et al. [54].

Tabelle 3. Die Auswirkungen des Verlusts an produktiven Arbeitskräften auf die landwirtschaftliche Produktivität

1	Abnahme der landwirtschaftlich genutzten Fläche, da die Menschen körperlich nicht in der Lage sind, auf dem Feld zu arbeiten
2	Verringerung der Ernteerträge, da sich bestimmte landwirtschaftliche Interventionen, wie z.B. ein Wechsel der Anbaustruktur, verzögern
3	Veränderung der Anbaustruktur, da einige Familien bereits auf weniger arbeitsintensive Anbaupflanzen umgestiegen sind
4	Geringere Vielfalt an Anbaupflanzen pro Haushalt, da die von AIDS betroffenen Familien sich auf den Anbau einer Hauptpflanze beschränken
5	Abnahme der Fähigkeit zur Schädlingsbekämpfung durch Jäten und andere Massnahmen zwischen den Anbauperioden aufgrund eines Mangels an Arbeitskräften
6	Verlust an landwirtschaftlichem Wissen und der zur Lenkung eines landwirtschaftlichen Betriebs benötigten Fertigkeiten aufgrund des aidsbedingten Todes eines oder beider Elternteile
7	Rückgang der Viehzucht, da einige Familien, möglicherweise aus dringender Geldnot, zum Verkauf von Tieren gezwungen sind

In abgeänderter Form übernommen von Saasa [60].

Ansätzen anhaften und der grösseren konzeptionellen Tiefe, scheint dieser neue Ansatz, ist er denn einmal entwickelt, hinsichtlich der Auswirkungen von HIV/AIDS vielversprechender und umfassender zu sein.

Die Vulnerabilität armer Gemeinden

Arme Gemeinden in Entwicklungsländern haben das höchste Risiko für eine erhöhte AIDS-Inzidenz und -Prävalenz [55, 56]. Armut macht ferner anfällig für eine unzureichende Nahrungsaufnahme, einen gestörten Ernährungsstatus und eine beschränkte Gesundheitsversorgung [57, 58]. Die zusätzlich zu den bereits schwierigen Umständen der Armut in den ländlichen und urbanen Gebieten auftretende HIV-Übertragung hat die Bewältigungsmechanismen, die vor Auftreten der AIDS-Pandemie vorhanden waren, vollständig ausser Kraft gesetzt.

HIV und AIDS betreffen alle Mitglieder einer Gesellschaft, nicht nur Personen, die mit dem Virus infiziert sind und mit dem Virus leben. Die Erkrankung weist ferner, wie von Whiteside et al. geschildert [42], einzigartige Merkmale auf: «Aufgrund der langen Inkubationszeit zwischen der Infektion und dem Ausbruch der Erkrankung dauert es lange, bis sich HIV-Infektionen zu AIDS-Fällen entwickeln und aus AIDS-Fällen Todesfälle werden, die u.a. Verwaisung, Armut und veränderte Bevölkerungsstrukturen mit sich bringen». Dies bedeutet ferner, dass es Jahre dauern wird, nachdem die HIV-Infektion ihren Höchststand erreicht hat, bis sich die Auswirkungen der AIDS-Erkrankung vollumfänglich offenbaren – diese Epidemie ist langfristig. Eine generationsübergreifende, lebenslange Perspektive im Umgang mit den lokalen Manifestationen der Pandemie ist daher wichtig.» Zumindest in Afrika, dem Kontinent mit den meisten Menschen, die mit HIV/AIDS leben, ist auch die Ernährungsunsicherheit extrem problematisch und die Prognose hinsichtlich der anhaltenden und sich weiter ausdehnenden Armut äusserst erschreckend. Laut Rukuni [59] ist Afrika die einzige Region der Welt, in der die Zahl der Hunger leidenden Menschen auch im Jahr 2020 weiter ansteigen und sich auch die Zahl der unterernährten Kinder entsprechend erhöhen wird.

Faktoren, welche die Ernährungssicherheit von Menschen bedingen, die mit HIV/AIDS leben

Unabhängig von den möglichen Einschränkungen hinsichtlich der genauen Messung der Ernährungsunsicherheit enthält der nachfolgende Überblick die Bedingungen und Faktoren, die in bestimmten Umgebungen bzw. Gesellschaften den Zugang zu Nahrungsmitteln bzw. die Nahrungsmittelverfügbarkeit auf Gemeindeebene gefährden oder schützen. Inzwischen werden erste wissenschaftliche Studien zu der Frage durchgeführt, inwieweit sich diese Faktoren mit HIV-infizierten Personen bzw. Haushalten überschneiden.

Verlust an Humankapital und landwirtschaftliche Produktivität

Die in einem Land verfügbare Nahrungsmenge ist ein Produkt der Landwirtschaft, des Gartenbaus oder des internationalen Handels. Für den Handel gilt, dass die Importfähigkeit von dem durch die Exporte geschaffenen Wohlstand abhängt, der wiederum eine Funktion der natürlichen und humanen Ressourcen ist, die zu werthaltigen Gütern und Dienstleistungen verarbeitet bzw. umgewandelt werden. Bei Landwirtschaft und Gartenbau erstreckt sich die Produktionsgrösse von Grossbetrieben bis zu Familienbetrieben. HIV/AIDS hat auf allen Ebenen der landwirtschaftlichen Aktivität eine Reihe negativer Auswirkungen. Saasa [60] hat diese Auswirkungen aus der Perspektive der in Afrika gemachten Erfahrungen aufgelistet (Tabelle 3).

Am häufigsten wird die in Tabelle 3 an erster Stelle aufgeführte Auswirkung genannt, nämlich die Verringerung des Humankapitals, d.h. der Arbeitskräfte, und die damit einhergehende Abnahme der Landnutzung. Rutengwe kommentiert [8] wie folgt: «HIV/AIDS betrifft derzeit hauptsächlich Menschen in der jungen, produktiven Altersgruppe. Dies wirkt sich stark auf den Lebensunterhalt und die Ernährungs- und Nahrungsmittelsicherheit aus, da die Zahl der verfügbaren Arbeitskräfte abnimmt.» Die Zahl der verfügbaren Arbeitskräfte verringert sich zusätzlich, da die gesunden Menschen die Infizierten versorgen und den Begräbnissen der Verstorbenen beiwohnen müssen. Kinder müssen die Schule vorzeitig verlassen und haben daher ein niedrigeres Bildungsniveau. Mit dem vorzeitigen Ableben der erwachsenen Arbeiter geht ferner das von Generation zu Generation weitergereichte Wissen und das praktische Lernen unter der Aufsicht einer erfahreneren Person verloren. Laut der FAO der Vereinten Nationen hat AIDS/HIV bisher über sieben Millionen Menschen in 25 Ländern Subsahara-Afrikas das Leben gekosten und in den nächsten zwei Jahrzehnten werden weitere 16 Millionen Todesopfer erwartet.

Die Schwächung des Arbeitskräftepotenzials durch HIV/AIDS kann sich negativ auf die Fähigkeit einer Nation auswirken, Nahrungsmittel zu produzieren bzw. zu importieren. Mehrere andere Auswirkungen lassen sich anhand von Beispielen der jüngeren Literatur illustrieren. Bereits 1993, nur 12 Jahre nach Ausbruch der HIV/AIDS-Epidemie, dokumentierte eine retrospektive, in den zwei fruchtbarsten Bezirken von Uganda durchgeführte Studie, dass die Landnutzung in 66% der befragten Haushalte zurückgegangen war und dass bei der Geflügel- und Rinderzucht ein entsprechender Rückgang von 11 bzw. 32% verzeichnet wurde, der auf schlechtes Management zurückgeführt wurde [60]. Tod und Krankheit wurden am häufigsten als Gründe für den Rückgang der Ernteerträge angeführt; Schätzungen gingen davon aus, dass in der Region, in der die Studie durchgeführt wurde, 8% der Familien mit Kindern unter fünf Jahren von diesem Rückgang der Ernteerträge betroffen waren. Ferner hat sich vor diesem Hintergrund der Einsatz von Pestiziden, Herbiziden und Düngemittel aufgrund der Armut verringert.

Laut der Beschreibung von Gillespie et al. [62] hat das Auftreten von HIV/AIDS weitere Auswirkungen auf die Landnutzung, u.a. werden Pflanzen (z.B. einige Knollengewächse) angebaut, die weniger arbeitsintensiv aber auch weniger nahrhaft sind. Geht man davon aus, dass die Familie sich dies leisten kann, so wird Land, das brachliegt, für spätere Ernten zwar fruchtbarer, aber die Familien, insbesondere Frauen und Waisen, laufen grössere Gefahr, ihre Landrechte zu verlieren. Natürliches und physisches Kapital geht verloren, weil Familien gezwungen sind, produktive Vermögenswerte (d.h. Ausrüstung und Werkzeuge) und Viehbestand zu verkaufen, um die Arzt- und Beerdigungskosten zu bezahlen, was ihnen wiederum die Wiederaufnahme der landwirtschaftlichen Tätigkeit nahezu unmöglich macht. Ausserdem wirken sich auch andere Faktoren, u.a. die Überbevölkerung und die z.B. in Uganda beobachtete Aufteilung des Lands zwischen den Erben negativ auf die landwirtschaftliche Produktivität aus [61].

Ein weiterer mit der landwirtschaftlichen Produktivität verbundener Aspekt führt die Anforderungen des ländlichen, landwirtschaftlichen Lebens und dessen arbeits- und zeitintensive Aufgaben als einen der Faktoren an, der die äthiopischen Frauen daran hindert, an Aufklärungsmassnahmen bezüglich der Prävention von Geschlechtskrankheiten teilzunehmen [63].

Die Probleme der Nahrungsmittelversorgung auf Haushaltsebene

Frauen sind sowohl in den ländlichen als auch in den städtischen Gebieten Afrikas, in denen AIDS endemisch ist, Teil des Arbeitskräftepotenzials. Eine an verheirateten Frauen in Malawi, Simbabwe und Sambia durchgeführte Studie untersuchte die Faktoren, die sich in den von AIDS/HIV betroffenen, dürrebedrohten Gebieten auf den Ernährungsstatus der Mütter auswirken [64], und erzielte je nach geographischer Region unterschiedliche Ergebnisse. Frauen in Malawi, die innerhalb der Familie wenig Entscheidungsbefugnisse hatten, und Frauen in den städtischen Gebieten Sambias hatten ein grösseres Risiko für chronische Unterernährung, die laut Definition ab einem Body-Mass-Index von $<18,5\ kg/m^2$ vorliegt. In Simbabwe ergab sich kein Zusammenhang zwischen der Körperzusammensetzung und der Entscheidungsbefugnis der Frauen. Die Autoren zogen den Schluss, dass Frauen mit wenig Befugnissen und chronischer Unterernährung möglicherweise an produktiver Kapazität einbüssen und dadurch vor dem Hintergrund einer hohen HIV/AIDS-Prävalenz einem grösseren Risiko für Ernährungsunsicherheit und HIV/AIDS ausgesetzt sind [64].

Die Ernährungssicherheit auf Haushaltsebene kann aufgrund unzureichender Finanzmittel, mangelnder Infrastruktur und einer falschen Aufteilung der Ressourcen zwischen den armen südafrikanischen Landarbeiterfamilien auch dann gefährdet sein, wenn die Eltern nicht krank sind [65]. Die daraus resultierende Ernährungsunsicherheit wirkt sich insbesondere auf Kinder negativ aus, von denen die Hälfte untergewichtig, im Wachstum zurückgeblieben oder abgemagert ist. Diese Daten stammen aus einer Studie, welche die verarmten Lebensbedingungen der Landarbeiterfamilien in den landwirtschaftlichen Gemeinden der nordwestlichen Provinz von Südafrika beleuchtet [65], können aber durchaus als typisch für die Situation im gesamten südlichen Afrika angesehen werden.

Die soziale Ausgrenzung und Stigmatisierung, die Diskriminierung und Meidung Einzelner und ihrer Familien sind Faktoren, die sich negativ auf die Fähigkeit eines Haushalts, Nahrung zu beschaffen, auswirken. Die Stigmatisierung aufgrund einer AIDS-Infektion ist von Gemeinde zu Gemeinde und von Gesellschaft zu Gesellschaft unterschiedlich [63, 66–70], aber die Betroffenen werden im Allgemeinen gemieden. Selbst wenn eine infizierte Person körperlich in der Lage sein sollte, produktiv zu arbeiten, wird sie auf eine andere Art und Weise vom Kreis der Erwerbstätigen ausgeschlossen [67], und Nachbarn und Konsumenten meiden möglicherweise die hausgemachten Produkte von Infizierten. Die direkt von einer HIV-Infektion betroffenen Familien werden innerhalb einer bereits armen Gesellschaft zu den Ärmsten der Armen, und dies schränkt ihren Zugang zu den Finanzmitteln ein, die sie benötigen, um ihre Familien mit Nahrung und anderen Grundgütern zu versorgen [66].

Der Verlust an Humankapital wirkt sich, wie bereits erwähnt, verheerend auf die landwirtschaftliche Produktion aus. Das Gleiche gilt für ein Wirtschaftsumfeld am Existenzminimum. Die Bestellung einzelner Landparzellen, um Nahrung für den Haushalt zu produzieren, wird zunehmend schwieriger, je schlechter der Gesundheitszustand der infizierten Haushaltsmitglieder ist und je mehr sie an Kraft und Energie verlieren [71]. Den Arbeiten auf dem Feld kann keine Aufmerksamkeit mehr geschenkt werden und das Land liegt brach.

Neben dem Verlust an Human-, Natur- und physischem Kapital erleiden die Haushalte auch grössere Finanzverluste. Die mit der Stigmatisierung verbundenen Probleme hinsichtlich der Ablehnung offizieller Bankkredite und gruppenbasierter Mikrofinanzinitiativen sowie die Schwierigkeiten, Tagelöhner zu bekommen, verursachen weitere finanzielle Belastungen für die von HIV/AIDS betroffenen Haushalte, die sich in ihrer Verzweiflung gezwungen sehen, Kredite bei inoffiziellen Geldgebern aufzunehmen, die exorbitante Zinssätze verlangen.

Die Daten aus einigen Fallstudien illustrieren die finanziellen Belastungen, die den mit HIV/AIDS lebenden Menschen aufgebürdet werden. Laut einer Veröffentlichung des Jahres 2004 aus dem Tschad beliefen sich die Kosten, die den Haushalten eines mit AIDS-infizierten Menschen bis zu dessen Tod entstehen, auf 836 USD pro Fall [72]. 28% dieser Gesamtkosten ergeben sich aus Produktivitätsverlusten. Mehr als die Hälfte der Gesamtkosten (56%) wurden für die Gesundheitsversorgung und 16% für die Beerdigung aufgebracht. Haushalte mit AIDS-Patienten mussten ferner häufiger als die Kontrollhaushalte Wertgegenstände beleihen oder verkaufen, um die Behandlungskosten bezahlen zu können. Die Ausgaben der Haushalte mit AIDS-Patienten waren hauptsächlich aufgrund der Gesundheitskosten viel höher als die der Kontrollhaushalte.

Probleme auf Haushaltsebene bezüglich der Ernährung von Säuglingen und Kleinkindern

Beim Stillen von Säuglingen und Kleinkindern entstehen zwar keine offensichtlichen monetären Kosten, aber der Energiebedarf der stillenden Mütter steigt um ca. 500 kcal/Tag verglichen mit gleichaltrigen Frauen, die nicht schwanger sind und nicht stillen [73]. Obwohl abgesehen von den besonderen Anforderungen hinsichtlich der HIV-Infektion keine weiteren Anforderungen bezüglich des Stillens aufgestellt wurden [74], kann der Erwerb der Nahrung, die erforderlich ist, um den für das Stillen benötigten zusätzlichen Energiebedarf von 500 kcal zu decken, in den Haushalten, in denen bereits die Deckung des Grundenergiebedarfs ein Problem darstellt, der Auslöser für die finanzielle Überforderung der Haushalte sein.

In Haushalten, in denen bereits der Erwerb zusätzlicher Nahrung für die Mutter ein Problem darstellt, ist spezielle Säuglingsnahrung noch unerschwinglicher. In den ärmsten Gemeinden gibt es möglicherweise gar keine Säuglingsmilchnahrung zu kaufen und falls es doch welche gibt, so ist sie für die Haushalte, die sich aufgrund einer HIV-Infektion der Mutter für diese Option entscheiden, möglicherweise unerschwinglich [75]. Entscheidet sich eine Mutter gegen das Stillen und für eine Muttermilchersatznahrung, dann belasten die Gesamtkosten für die Säuglingsmilchnahrung und die für das Füttern benötigten Utensilien die Haushaltsressourcen beträchtlich. Angesichts der begrenzten Hygiene gilt die weitere Sorge der Verträglichkeit der Milchnahrung, die in unsicheren hygienischen Verhältnissen hergestellt wird [76], und es wird ein Anstieg der Durchfallepisoden bei Kindern prognostiziert. Dies verursacht weitere Aufwände im Bereich der Betreuung und Versorgung von Kindern, Kosten für Medikamente sowie ein erhöhtes Risiko der Säuglingssterblichkeit, die zu den «Kosten» des Nichtstillens addiert werden müssen. Zu guter Letzt belastet jede für die Säuglingsmilchnahrung getätigte Ausgabe die für die Ernährung der älteren Geschwister zur Verfügung stehenden Mittel.

Das nächste Stadium in der Entwicklung der kindlichen Ernährung, in der sich die Ernährungssicherheit auswirken kann, ist die Einführung der «Beikost». Die Ernährung, die den Säuglingen in armen Haushalten als Ergänzung oder Ersatz für die Muttermilch geboten wird, ist einseitig und schwer verdaulich und deckt nur selten den Energie- und Nährstoffbedarf, der für ein schnelles Wachstum, zum Auffüllen der Nährstoffspeicher und zum Aufbau der Widerstandskraft gegen Infektionserkrankungen benötigt wird und bisher von der Muttermilch gedeckt wurde [50]. Das in Subsahara Afrika beobachtete, typische Wachstum während der ersten fünf Lebensjahre und die ab der Geburt beobachtete Prävalenz der Unterernährung lassen darauf schliessen, dass die Kinder über die Nahrung unzureichend mit Nährstoffen versorgt werden und diverse Infektionskrankheiten durchmachen.

Nahrungsaufnahme von Menschen und Gemeinden, die mit HIV/AIDS leben

Im Hinblick auf die Ernährungsunsicherheit und den biologischen Stoffwechsel bestehen im Zusammenhang mit der Nahrungsaufnahme diverse Probleme. Die Ergebnisse der Erhebungen zur Angemessenheit der Ernährung sind je nach Umfeld unterschiedlich. So ergab beispielsweise die quantitative Bewertung von Ernährungstagebüchern, die über drei Tage geführt wurden, bei HIV-positiven und HIV-negativen intravenös Drogenabhängigen in Boston, Massachusetts, USA, eine im Allgemeinen akzeptable Versorgung mit Makro- und Mikronährstoffen; wobei zwischen den beiden Untergruppen keine Unterschiede festgestellt wurden [77]. Eine gleich hohe Aufnahme reicht jedoch möglicherweise nicht aus, da ein unterschiedlich hoher Nährstoffbedarf belegt ist. Laut WHO [73] benötigen HIV-positive Menschen 10% mehr Energie als HIV-negative Menschen, um ihr Gewicht zu halten und körperlich aktiv zu bleiben. Erwachsene mit klinischen Symptomen der AIDS-Erkrankungen benötigen sogar 20–30% mehr Energie, um ihr Gewicht zu halten. Der geringere Body-Mass-Index der HIV-positiven Gruppe wurde eher dem durch die Erkrankung erhöhten Stoffwechselbedarf als den beschränkenden Faktoren in der Ernährung zugeschrieben [77]. Schätzungen gehen davon aus, dass Kinder, um einmal verlorenes Gewicht wieder zuzunehmen, einen um 50 bis 100% erhöhten Energiebedarf haben [73].

Eine neue, von *HIV Medicine* herausgegebene Studie ergab ferner, dass Patienten, die bei Aufnahme der antiretroviralen Therapie unterernährt waren, erheblich schlechtere Überlebenschancen hatten. Unterernährte Patienten hatten eine um das Sechsfache höhere Mortalitätsrate als Patienten mit gutem Ernährungszustand [78]. HIV und Unterernährung bilden einen Teufelskreis, der das Immunsystem und den Körper durch wiederholte Infektionen schwächt.

Die Nährstoffaufnahme von HIV-infizierten Patienten ist jedoch nicht frei von paradoxen Aspekten. Kim et al. [79] untersuchten eine US-Population HIV-infizierter Erwachsener. Dreiundzwanzig Prozent dieser Patienten hielten Diät, mit dem Ziel, Gewicht abzunehmen. Menschen anderer Hautfarbe und intravenös Drogenabhängige nahmen weniger Energie zu sich als Weisse oder Menschen, die keine intravenösen Drogen konsumierten. Ein beträchtlicher Teil der Studienkohorte (52%) nahmen nicht genügend Vitamin A und 11% nahmen nicht genügend Eiweiss auf. Es ist klar, dass die derzeitige Literatur zur Nährstoffaufnahme sich auf die Industrienationen konzentriert und dass aus den Entwicklungsländern dringend mehr empirische Werte benötigt werden.

Mythen und paradoxe Aspekte in der Beziehung zwischen Ernährungsunsicherheit und HIV/AIDS

Rund um das Thema der Ernährungsunsicherheit und HIV/AIDS existieren eine Reihe von Mythen und paradoxen Aspekten. Wichtig ist, dass diese erkannt werden und dass man verhindert, dass diese Mythen und paradoxen Aspekte sich störend auf Politik bzw. Programme auswirken.

Mythen ansprechen

Konfliktsituationen, wie z.B. in der Elfenbeinküste, wirken sich nachweislich störend auf das Gesundheitswesen und die Bemühungen zur Prävention der HIV-Übertragung und zur Pflege und Betreuung infizierter Personen aus [80]. Wie aber wirkt sich die Nahrungsmittelunsicherheit auf die Übertragung der Krankheit aus? In einer Analyse erklärt der Hohe Kommissar der Vereinten Nationen für Flüchtlinge, Spiegel [81], dass Konflikt, Vertreibung, Nahrungsmittelunsicherheit und Armut die betroffenen Populationen anfälliger für eine HIV-Übertragung machten, sich aber die allgemeine Annahme, diese Anfälligkeit schlage sich unweigerlich in einer höheren Zahl an HIV-Infektionen nieder und heize folglich die HIV/AIDS-Epidemie an, nicht durch Daten belegen lasse. Wenn dies stimmt, dann ist die Lösung der in diesem Übersichtsartikel behandelten, mit der Ernährungsunsicherheit zusammenhängenden Probleme ganz klar palliativer Natur und lindert zwar das Leiden der Infizierten, trägt aber nicht dazu bei, die weitere Übertragung des Virus einzudämmen.

Das Ringen mit paradoxen Aspekten

Die Ernährungsunsicherheit auf Haushaltsebene kann wie bereits erwähnt mit Adipositas in Zusammenhang stehen. Ebenso können bestimmte Umwelt- und Verhaltensfaktoren sowie bestimmte Arzneimittel Übergewicht begünstigen, obwohl AIDS als «slim disease» (Abmagerungskrankheit) gilt. In den *städtischen* Regionen Afrikas entwickelt sich das Übergewicht möglicherweise zum Kontext für die HIV/AIDS-Ausbreitung. Die Transition and Health of South Africans-Studie ergab, dass die Urbanisierung in der nordwestlichen Provinz Südafrikas mit einer besseren Mikronährstoffaufnahme und einem besseren Mikronährstoffstatus, aber auch mit einem Anstieg an Übergewicht, Adipositas und diversen Risikofaktoren für nicht übertragbare Krankheiten einherging [82]. Das vermehrte Auftreten nicht ansteckender Erkrankungen bei schwarzen Südafrikanern in Verbindung mit der HIV/AIDS-Pandemie zeichnet für Mitarbeiter des Gesundheitswesens und Politiker ein komplexes Bild [83].

Massgeblicher Faktor hierfür ist, dass inzwischen auch arme Menschen mit Anti-HIV-Medikamenten behandelt werden. Die Nebenwirkungen bestimmter Therapien zur Behandlung der HIV-Infektion und der damit zusammenhängenden Infektionskrankheiten erhöhen das Risiko für Diabetes, Adipositas und das metabolische Syndrom; insbesondere im Hinblick auf das Risiko für kardiovaskuläre Erkrankungen gilt es daher, die Therapien sorgsam auszuwählen [84]. Forscher in Philadelphia, USA [85], stellen folgende interessante Verbindung her: (1) Adipositas macht Menschen anfällig für Diabetes und kardiovaskuläre Erkrankungen, und (2) dies sind genau die Komplikationen, die auch mit HIV, der Anti-HIV-Therapie bzw. der Kombination aus HIV und Anti-HIV-Therapie in Verbindung gebracht werden. Die Forscher stellten in ihrer klinischen Population in Philadelphia fest, dass im Zeitalter der Anti-HIV-Therapie mehr Patienten adipös (14%) und übergewichtig (31%) als abgemagert (9%) waren [85]. In der Untergruppe der Frauen betrug die Adipositas-Prävalenz 28%. In einer Gruppe von HIV-Patienten in Sao Paulo, Brasilien, die mit einer hochaktiven antiretroviralen Therapie behandelt wurden, um die HIV-Infektion in Schach zu halten, betrug die Prävalenz der zentralen Adipositas 45,7%. Die Therapie wurde mit einer höheren Lipidaufnahme assoziiert, wobei sich das Risiko der zentralen Adipositas mit jeder um 10 g höheren Lipidaufnahme um das 1,3-fache erhöhte [86].

Reaktionen der Politik und der Ernährungsprogramme auf die Ernährungsunsicherheit von Menschen, die mit AIDS/HIV leben, ihren Familien und Gemeinden

In ihrem berühmten, 2003 in der Zeitschrift *Science* veröffentlichten Artikel stellen Rosegrant und Cline [87] fest, dass die weltweite Nahrungsmittelsicherheit auch in den nächsten 50 Jahren und darüber hinaus eines der globalen Probleme bleiben wird. Aufgrund geringerer Investitionen in Forschung und Infrastruktur sowie zunehmender Wasserknappheit sind die Ernteerträge in den letzten Jahren in vielen Regionen zurückgegangen. Die Klimaänderung und HIV/AIDS sind ebenfalls wichtige Faktoren, die sich in vielen Regionen entscheidend auf die Ernährungssicherheit auswirken. Die WHO-Beratung über den Nährstoffbedarf von Menschen, die mit HIV/AIDS leben, betonte, dass eine Rückbesinnung auf die Nahrungsressourcen und ihre Verwendung dringend erforderlich sei, da dies einen fundamentalen Teil der umfassenden Versorgung auf Landesebene darstelle [74]. Die Ernährungssicherheit verringert sich, wenn die zugrundeliegenden Nahrungssysteme unter Druck geraten [88]. Zu den Aspekten, die das System aus dem Gleichgewicht bringen, zählen die sich ändernden Faktoren in der

Umgebung, wie z.B. Konfliktsituationen und HIV/AIDS. Die Folgen dieser Faktoren sind besonders schlimm, wenn sie in Kombination auftreten, wie dies in den letzten zehn Jahren z.B. im südlichen Afrika der Fall war. Daher müssen die Aspekte der Ernährungsunsicherheit im Kontext der HIV/AIDS-Pandemie auf globaler und nationaler Ebene sowie auf Ebene der Gemeinden und der Haushalts- bzw. der persönlichen Ebene betrachtet werden.

Allgemeine Überlegungen der Grundsätze zur Linderung der Ernährungsunsicherheit

Obwohl zunehmend evidenzbasierte Leitlinien und Programme erwartet werden, deren Wirksamkeit, Verträglichkeit und Wirtschaftlichkeit belegt ist, ergab die Suche nach den diesbezüglichen Belegen noch kein allgemein zufriedenstellendes Ergebnis. Laut dem vom Innenministerium der USA veröffentlichten Bericht gibt es trotz der steigenden Zahl an Interventionen bezüglich der Ernährungsunsicherheit in Gebieten mit hoher HIV/AIDS-Prävalenz nur wenige empirische Belege dafür, dass diese Programme die ernährungsbezogenen bzw. gesundheitlichen Outcomes oder die nachhaltige Verfügbarkeit von Nahrungsmitteln und den nachhaltigen Zugang zu diesen Nahrungsmitteln seitens der Zielpopulationen tatsächlich wirksam verbessern [14]. Angesichts des Kontexts und der gesammelten Erfahrungen kommt man jedoch schnell zu der Überzeugung, dass die Suche nach allgemein gültigen Massnahmen möglicherweise sinnlos sein könnte und dass die meisten Leitlinien zu HIV/AIDS ähnlich wie die Politik *lokaler Natur* sind.

Gillespie [89] hat die drei übergeordneten Leitprinzipien einer umfassenden Strategie zur Bekämpfung der Probleme der Ernährungsunsicherheit zusammengefasst, die sich im Zusammenhang mit HIV/AIDS ergeben. Dazu zählen: (1) die Stärkung der Widerstandskraft gegenüber HIV und AIDS auf Ebene der Haushalte und Gemeinden; (2) die nachhaltige Sicherung und Verbesserung des Lebensunterhalts in den betroffenen Gemeinden; und (3) die Gewährleistung eines entsprechenden sozialen Schutzes. Er warnt jedoch davor, dass diese Mobilmachung der Kräfte nicht separat und losgelöst, speziell für die HIV/AIDS-Krise, sondern eher in Form von Gesamtlösungen für die Gemeinden erfolgen sollte. Saasa [60] bietet eine ähnliche Querschnittsphilosophie und ruft zur Lösung der Probleme auf, die, insbesondere in Subsahara-Afrika, ursächlich für die Armut und stagnierende Entwicklung in den ländlichen Regionen der betroffenen Länder sind.

Laut Gillespie et al. [71] müssen die Leitsätze einer solchen Politik u.a. die Ressourcen anvisieren, auf den Umfang und die Grössenordung achten, eine Zusammenarbeit mit den entsprechenden Partnern vorsehen, zusätzliche Notfälle einplanen und diesbezügliche Programme entwickeln sowie Überwachung und Bewertung berücksichtigen. Bei den spezifischen Interventionen zur Verbesserung der Ernährungssicherheit im Rahmen der HIV/AIDS-Epidemie liegen die Prioritäten, die es zu verfolgen gibt, in der gezielten Stärkung der folgenden Bereiche: der Landwirtschaft, des Gartenbaus auf Haushalts- und Gemeindeebene, der Nahrungsmittelhilfe, der Wasserversorgung, der Hygiene und Umweltgesundheit sowie des Managements der natürlichen Ressourcen der Gemeinde [90, 91].

Dementsprechend dienen konzertierte Aktionen zur Bekämpfung der in den von HIV/AIDS betroffenen Gesellschaften herrschenden Armut und Ungerechtigkeit auch dazu, die Auswirkungen der Infektion zu bekämpfen. Gillespie [90, 91] bezeichnet dies als «HIV/AIDS-Mainstreaming», ein Ansatz, bei dem die Bekämpfung von HIV/AIDS zu einem Teil der Massnahmen wird, die zur Lösung der in der Gemeinde herrschenden Probleme ergriffen werden. Dies ist eine der Taktiken, bei der wirkungsvolle Massnahmen ergriffen werden können, ohne dass es zu einer Stigmatisierung der Begünstigten kommt. Fortschritte werden erzielt, indem die entsprechenden Kapazitäten bereitgestellt und vernünftige Anreize zur Nutzung dieser Kapazitäten geboten werden [90, 91].

Landwirtschaftliche Hilfe und Entwicklung zur Linderung der Ernährungsunsicherheit

Zur landwirtschaftlichen Intervention zählt im weitesten Sinne der Gartenbau auf Haushalts- und Gemeindeebene sowie der Anbau von Getreide und die Tierzucht, um für Einkommen und Nahrung zu sorgen. Der Gartenbau konzentriert sich darauf, für Nahrungsvielfalt und die Anreicherung der Nahrung mit essentiellen Mikronährstoffen zu sorgen. Da die Gemeinden möglicherweise keine Erfahrung im Gartenbau besitzen, muss man sich bemühen, den Gemeinden die Fertigkeiten zur Anlage eines Gartens zu vermitteln und Verhaltensänderungen herbeizuführen, um die Aufmerksamkeit darauf zu lenken, dass die nährstoffreichen, lokal erzeugten Nahrungsmittel unbedingt verzehrt werden müssen.

Die Subsistenzwirtschaft lässt sich dauerhaft sichern, wenn Nutzpflanzen, die nur minimale Pflege brauchen, bzw. arbeitssparende Massnahmen, wie z.B. das Umpflügen der Anbauflächen durch Tiere, eingeführt werden und traditionelle Anbaumethoden ersetzen [71]. Die Diversifizierung der Produktion und die Einführung landwirtschaftlicher Technologien, die den Einsatz von Arbeitskräften oder diesbezügliche Engpässe reduzieren (z.B. kein Pflügen), tragen ferner zu einer geringeren Belastung des Humankapitals bei. Die Arbeitsbelastung lässt sich ebenfalls durch Einführung entsprechender Technologien senken, z.B. kleine und arbeitssparende Technologien zur Nahrungsverarbeitung, treibstoffsparende Öfen und Wasserpumpen. Parley et al. fördern die Verbesserung und Anpassung der landwirtschaftlichen Systeme durch eine dem jeweiligen Hintergrund entsprechende Forschung und Entwicklung [92], mit dem Ziel, die Länder autarker und die Gemeinden widerstandsfähiger zu machen. Sie rufen zu Investitionen in neue, für die Nahrungsproduktion in Entwicklungsländern geeignete Technologien auf. Auch die im Bereich der Mikrofinanzen angebotenen Optionen können genutzt werden, um für die Betriebskosten von Zugtieren, eingesetzte Produktionsmittel, Leiharbeiter etc. aufzukommen. Die Gemeinden sollten ferner ermutigt werden, ihr praktisches Wissen und ihre Erfahrung auf dem Gebiet der Landwirtschaft mit den Witwen, Waisen und anderen Überlebenden zu teilen und u.a. die landwirtschaftliche Ausbildung in die Lehrpläne der Schulen zu integrieren.

Tabelle 4. Optionen des Welternährungsprogramms bezüglich des Einsatzes der Nahrungsmittelhilfe zur Linderung von HIV/AIDS

1	'Food for Vocational Training'-Programme für Strassen- und Waisenkinder, bei denen die Kinder im Gegenzug für eine Berufsausbildung Nahrungsmittel erhalten
2	Schulspeisung und Lebensmittelrationen zum Mitnehmen für Familien, die für Waisenkinder sorgen
3	'Food for Training'-Programme, die Erwerbstätigkeiten (Pilzzucht, Knüpfbatik, etc.) fördern und mit Mikrokrediten für Frauen und Waisen einhergehen
4	'Food for Training'- und 'Food for Work'-Programme, mittels derer Landwirte durch Zugtiere und die Bereitstellung von Saatgut und landwirtschaftlichen Werkzeugen unterstützt werden
5	'Food for Work'-Programme zur Steigerung der landwirtschaftlichen Produktion durch privaten Gartenbau, um so für eine abwechslungsreichere Ernährung und eine verbesserte Mikronährstoffaufnahme zu sorgen
6	'Food for Work'- und 'Food for Training'-Programme zur Förderung der nicht arbeitsaufwändigen Tierhaltung im kleinen Umfang, um für (a) eine höhere Aufnahme energie- und proteinreicher Nahrungsmittel und für (b) Kapital und Ersparnisse zu sorgen, die im Laufe der Zeit anwachsen.

In abgeänderter Form nach Anpassung aus dem Welternährungsprogramm [94] übernommen von Gillespie et al. [71].

Direkte Nahrungsmittelhilfe zur Linderung der Ernährungsunsicherheit

Hauptargument für die Nahrungsmittelhilfe sind die humanitären Grundsätze der Versorgung unterernährter Menschen mit Nahrungsmitteln. In Regionen mit einer knappen Versorgung an antiretroviraler Therapie liesse sich mit einer über die Ernährung gesicherten, ausreichenden Nährstoffaufnahme ein eindeutiger palliativer Nutzen erzielen. Dies fassen auch Tabi und Vogel wie folgt zusammen [43]: «Der Gesundheits- und Ernährungsstatus der Patienten lässt sich mittels nahrhafter Nahrung verbessern und den Patienten kann somit ein längeres und hochwertigeres Leben ermöglicht werden.» Man geht davon aus, dass die Ernährungshilfe das Leben von Patienten verlängern kann und dass dies sowohl den Patienten selbst als auch den Menschen nützt, die hinsichtlich der Betreuung und Versorgung von den Patienten abhängig sind [71].

In der Entwicklungshilfe gilt die direkte Nahrungsmittelhilfe bei manchen Menschen seit langem als Tabu, da sie deren Ansicht nach tendenziell Abhängigkeiten erzeugt und die landwirtschaftlichen Märkte stört. Tatsächlich aber hat HIV/AIDS in armen Ländern bereits eine solche Abhängigkeit erzeugt und eine Störung der Märkte verursacht. Es stellt sich daher die Frage, wie sich die Nahrungsmittelhilfe am besten einsetzen lässt, um die Auswirkungen der Epidemie zu lindern. Kadiyala und Gillespie [93] haben vor Kurzem die Möglichkeiten der Nahrungsmittelhilfe im Einzelnen überprüft und sie in erster Linie als soziales Sicherheitsnetz betrachtet. Laut US-Innenministerium können sich die Interventionen der Nahrungsmittelhilfe positiv auf das Leben der Empfänger auswirken, da sie deren Abhängigkeit von gefährlichen Bewältigungsstrategien, die den Lebensunterhalt untergraben, verringert, für eine vielseitigere und qualitativ hochwertigere Ernährung sorgt und die Ernährungssicherheit auf Haushaltsebene verbessert [14]. Rukuni [59] äussert gegenüber den Regierungen ähnliche Denkanstösse, um diese zu weiteren Strategien der Nahrungsmittelsicherheit zu veranlassen, die den vulnerablen Gruppen einen besseren Zugang zu Nahrungsmitteln bieten.

Ist die direkte Nahrungsmittelhilfe tatsächlich ein nützlicher Bestandteil des Sicherheitsnetzes, so kommen bei ihrer Umsetzung sowohl Vorbehalte als auch Kreativität ins Spiel. Im Allgemeinen sollte die Nahrungsmittelhilfe in einem Land auf die Regionen abzielen, in denen die Versorgung mit Nahrungsmitteln am unsichersten ist und in denen die Haushalte nicht in der Lage sind, ihren Nahrungsbedarf zu decken [71]. Die organisierte Nahrungsmittelhilfe sollte ferner die Bewältigungs- und Entwicklungsstrategien der Haushalte und Gemeinden nicht unterminieren [71]. In diesem früheren Übersichtsartikel [71] wurden die Ideen des Welternährungsprogramms [94], die Nahrungsmittelhilfe einzusetzen, um bestimmte Ausbildungs- und Produktivitätsziele (Tabelle 4) zu erreichen und gleichzeitig die Ernährung unterernährter Menschen zu unterstützen, vor dem Hintergrund der HIV-Epidemie untersucht. Kadiyala und Gillespie [93] betrachteten jüngst das Thema Nahrungsmittelhilfe in dem etwas weiter gefassten Zusammenhang der Sicherung des Lebensunterhalts. Anscheinend besteht immer mehr Bereitschaft zur Erforschung der zunehmend kreativen Einsatzmöglichkeiten der Nahrungsmittelhilfe. Gemeinden sind komplexe soziale Gebilde; stellt die Ursache für die Notwendigkeit der Nahrungsmittelhilfe einen Grund zur Stigmatisierung dar, was bei einer HIV-Infektion im Allgemeinen zutrifft, so besteht eine der Vorsichtsmassnahmen darin, die Leistungsempfänger nicht offen zu nennen [95]. Letztendlich jedoch gibt es immer wieder Menschen, die stetig die alte Leier wiederholen, dass Nahrungsmittelhilfe auch stets eine «Ausstiegsstrategie» umfassen müsse, um permanente Abhängigkeit zu vermeiden [14].

Die Grundsätze von Interventionsprogrammen auf lokaler Ebene

Der begrenzte Umfang der bestehenden Programme ist Gegenstand ständiger Kritik und kritischer Äusserungen, wie zum Beispiel, dass die von Organisationen durchgeführten Interventionen zur Verbesserung der Ernährungssicherheit in Regionen, in denen HIV/AIDS endemisch ist, in der Tendenz nur vereinzelte, kleine Projekte seien, deren Ergebnisse nicht verallgemeinert werden könnten [14]. Vielleicht werden manche Projekte nur in einem kleinen Massstab angelegt, um der klugen Leitlinie zu folgen, dass sich Interventionen auf die Regionen konzentrieren sollten, in denen die Ernährungsunsicherheit am grössten ist [8, 71]. Es handelt sich um Einzelprojekte, weil die am stärksten betroffenen Gemeinden sowohl aufgrund ihrer geographischen Abgeschiedenheit als auch aufgrund ihrer sozialen Stigmatisierung isoliert sind. Gelten jedoch die Grundsätze, dass die Gemeinden zu eigenverantwortlichem Handeln ermächtigt werden sollen, wird es sich bei den Interventionen nicht um «strenge Protokolle» handeln, da die Gemeinden im Rahmen der jeweils herrschenden Umstände ihren eigenen Weg finden müssen und diese Umstände gleichzeitig *Änderungen* unterworfen sind.

Rosegrant und Cline betonen in ihrer Abhandlung zur globalen Ernährungssicherheit [87], dass das fundamentale Recht der Gemeinden, an allen Schritten der Programmentwicklung beteiligt zu sein, für eine gute Demokratie von elementarer Bedeutung ist. Auch Rutengwe betont, dass es wichtig sei, lokale Programme zu entwickeln, in denen den besonderen Schwierigkeiten einer Gemeinde zum Zwecke der praktischen Forschung durch Massnahmen Rechnung getragen wird [8]. Die Studie ergab, dass das Wechselspiel zwischen der chronischen Ernährungsunsicherheit in städtischen Haushalten, der Prävalenz der Unterernährung und der Einkommensarmut das grösste Problem darstellte. Ferner zeigte die Studie, dass ein interaktiver Ansatz, beispielsweise mittels eines Problem- und eines Lösungsbaums, nützlich ist, um die Ursachen und Wirkungen der in einem bestimmten Gebiet vorliegenden Situation logisch zu analysieren und lokale Massnahmen mit maximalem Einsatz der Beteiligten auf Gemeindeebene zu formulieren.

Eingehende Suche nach Lösungen auf dem Afrika-Forum 2006

Die theoretischen Grundsätze und akademischen Erkenntnisse bieten keine praktischen Lösungen für die mit der Ernährungsunsicherheit konfrontierten Gemeinden und Personen. Ein Beispiel für aktuelle pragmatische Massnahmen, die ergriffen werden, um über einen Erfahrungsaustausch mit den an vorderster Front tätigen Ärzten aus der Praxis zu lernen, ist die von der Hilfsorganisation Project Concern International einberufene und im Mai 2006 in Lusaka, Sambia, abgehaltene Konferenz. Unter dem Motto «Das Afrika Forum 2006: ein ganzheitlicher Ansatz zur Bekämpfung der HIV/AIDS-Epidemie und der Ernährungsunsicherheit» [96] versuchte das Forum, den Teilnehmern die Möglichkeit zu geben, ihre Erfahrungen mit den schwierigen Problemen der Epidemie und mit der Entwicklung und der Umsetzung ganzheitlicher Programme direkt auszutauschen. Die Teilnehmer tauschten im Laufe der Woche ihre Fachkenntnisse aus und eigneten sich praktische Lösungen an, um die Nahrungsversorgung und den Lebensunterhalt in ihren eigenen Gemeinden besser abzusichern. Ferner legten die Teilnehmer auch alle Prioritäten und Änderungen fest, die in allen Phasen der Entwicklung eines ganzheitlichen Programms zu den Themen HIV/AIDS und Ernährungssicherheit notwendig sind. Diese Gedanken und Praxiserfahrungen wurden in der Erklärung des Afrika-Forums 2006 festgehalten.

Das Forum versuchte, die Fertigkeiten der in der Praxis tätigen Mitarbeiter rund um die Entwicklung ganzheitlicher Programme zu stärken, indem es das Lernen von Kollegen erleichterte, und die praktischen Ärzte anhand konkreter Beispiele, in denen Gemeinden erfolgreich auf die Herausforderungen der HIV/AIDS-Epidemie und der Ernährungsunsicherheit reagierten, zu motivieren und zu befähigen. Der Lernprozess basierte auf den Prinzipien der Erwachsenenbildung und der Verhaltensänderung. Um bei Studierenden im Erwachsenenalter einen Lernprozess zu erzielen, der auf bereits vorhandenem Wissen und Kenntnissen aufbaut, müssen die Studierenden aktiv in den Lernprozess eingebunden werden. Dies gilt insbesondere für die tatkräftigen, in der Praxis tätigen Menschen, die einen dynamischen und praktischen Lernansatz benötigen, der sich an den Fertigkeiten orientiert. Beim Afrika-Forum musste jeder Teilnehmer sowohl als Studierender teilnehmen als auch selbst aktiv Beiträge liefern. Das bedeutete, dass jeder Teilnehmer in der einen oder anderen Form anwesend sein und aktiv an den praktischen Tätigkeiten teilnehmen musste, die das Wissen zu einem bestimmten Aspekt der Entwicklung ganzheitlicher Programme bezüglich HIV/AIDS bzw. Nahrungsmittel- und Ernährungssicherung vermittelten. So mussten die Teilnehmer beispielsweise selbst Gärten umgraben und anlegen, Nahrung zubereiten und Gemeindeprojekte besichtigen.

Das Forum [96] sprach die praktischen Probleme an, mit denen sich die Berater z.B. bei der Umsetzung der Best Practices in der Säuglings- und Kleinkinderernährung konfrontiert sehen. Die Einhaltung der Ernährungsprotokolle, die ein ausschliessliches Stillen in der Anfangsphase gefolgt von einem schnellen Abstillen vorsehen, werden insbesondere durch Stigmatisierung und Kosten behindert. In Sambia wurden Gemeindegärten angelegt, um die Qualität der Ernährung, wie von Gopalan betont, über eine reine Deckung des Energiebedarfs hinaus zu verbessern [47]. Beim Afrika-Forum wurden eine Reihe von Gartenbauprojekten vorgestellt, welche die vielen Möglichkeiten der Nahrungsmittelsicherheit, der verbesserten Ernährung und eines verbesserten Auskommens erläutern. Ein Beispiel für diesen ganzheitlich-synergetischen Ansatz ist ein in Malawi durchgeführtes Projekt mit dem Titel «Verbesserte Existenz durch bessere Nahrung», das die Agenda für Ernährungssicherheit in den von HIV betroffenen Gemeinden mit Umwelt-, Bildungs- und Gesundheitskomponenten auf Haushaltsebene kombiniert [96]. Bezüglich der Ausdehnung des ganzheitlichen Konzepts auf eine Synergie mit ersten Initiativen der Drogentherapie herrschte beim Afrika-Forum Übereinstimmung, dass die Initiativen der Drogentherapie ohne eine ausreichende Menge an Nahrungsmitteln entsprechender Qualität nicht wirklich lebensverlängernd wirken [96].

Die Landwirtschaft selbst wurde im Forum [96] in einem ganzheitlichen Zusammenhang betrachtet, und Erfahrungen mit der Erzeugung landwirtschaftlicher Produkte zur Erzielung von Einkommen wurden ausgetauscht. In Sambia hatten sich Witwengruppen zusammengeschlossen, um Pilze zu züchten, die sie in den Handel brachten, um so die Ernährungssicherheit des Haushalts zu erhöhen. Zu den weiteren Erwerbstätigkeiten, die auf dem Forum vorgestellt wurden, zählten die Bienenhaltung zur Erzeugung von Honig und die Tierhaltung.

Nicht alle Probleme der Nahrungsmittelsicherheit lassen sich auf landwirtschaftlicher Ebene lösen. Die Sicherheitsnetze der Regierungs- und Nichtregierungsorganisationen, die u.a. die Verteilung von Finanz- und Nahrungsmitteln an Familien umfassen, die um ihre Existenz kämpfen, sind Teil einer ganzheitlichen Lösung. Marchione [95] hat, wie bereits erwähnt, die Entwicklung von Programmen gefordert, welche die Probleme der konkreten Hilfestellungen auf Gemeindeebene umgehen, um sowohl eine eventuelle Stigmatisierung der Empfänger der Hilfsleistungen als auch die Entstehung von Missgunst in den Teilen der Bevölkerung, die keinen Anspruch auf diese Hilfsleistungen haben, zu vermeiden.

Betreuung und Pflege der kindlichen Gesundheit

Die Betreuung und Versorgung von Kindern und traditionelle Gesundheitspraktiken

Die Gesundheit von Kindern, und zwar sowohl von HIV-positiven als auch HIV-negativen Kindern, von Waisenkindern und Kindern, die bei ihren Eltern leben, hängt nicht nur von der Nahrungsmittel- und Ernährungssicherheit ab, sondern auch von der Qualität der Betreuung und Versorgung, die ihnen zuteil wird. Diese wiederum hängt von den in der Gemeinde und dem Haushalt verfügbaren Ressourcen ab (u.a. der Energie und der Zeit) sowie von den Versorgungsmethoden und den Entscheidungen der Betreuer. Je ärmer das Umfeld, desto wichtiger wird die Versorgung für das Überleben, das Wachstum und die Entwicklung der Kinder.

Das Rahmenkonzept von UNICEF für die Ernährung wurde 1990 erarbeitet und 1992 auf der Internationalen Ernährungskonferenz in Rom eingeführt. Laut diesem Rahmenkonzept sind drei Faktoren massgeblich für das Überleben, das Wachstum und die Entwicklung von Kindern [97, 98]. Zwei dieser Faktoren sind die Ernährungssicherheit auf Haushaltsebene sowie die Gesundheitsversorgung und die Umwelt. Das dritte Element in der Triade ist die Betreuung, die wie folgt definiert wird: «Die auf Haushalts- und Gemeindeebene aufgewendete Zeit, Aufmerksamkeit und Unterstützung zur Gewährleistung des körperlichen, geistigen und sozialen Wohlbefindens des heranwachsenden Kindes und anderer Haushaltsmitglieder.» Laut der verfeinerten Theorie von Martin-Prevel [97] unterscheidet man bei den Betreuungsressourcen auf Haushaltsebene drei Kategorien: die humanen Ressourcen (Wissen, Anschauungen, Bildung, physische und mentale Gesundheit der Betreuer); die wirtschaftlichen Ressourcen (Steuerung von Einkommen, Arbeitspensum und Zeit) und die organisatorischen Ressourcen (wechselnde Betreuer, Unterstützung in der Gemeinde).

Martin-Prevel [97] hat die konkreten Elemente der Betreuung zerlegt und priorisiert. Gemäss Tabelle 5 unterscheidet man sechs Kategorien der Betreuung. Im Allgemeinen geht man davon aus, dass die Kinder in erster Linie von der Mutter betreut werden. Es ist klar ersichtlich, dass alle sechs Kategorien im Zeitalter von HIV/AIDS für die Gesundheit der Kinder von grösster Bedeutung sind. Die oben genannten Praktiken der Betreuung zielen zuerst auf den Schutz der Betreuer ab, sorgen weiter für die Ernährung der Familie und dann für eine Abschwächung der gesundheitsschädlichen Faktoren in der Umwelt.

Zu den Gebieten, in denen sich die HIV/AIDS-Epidemie mit am schnellsten ausbreitet, zählen die städtischen Gebiete des indischen Subkontinents. Wichtig ist in diesem Zusammenhang, dass Kinder, die in Slums aufwachsen, von allen städtischen Gruppen den schlechtesten Ernährungsstatus aufweisen, der sogar schlechter ist als der durchschnittliche Ernährungsstatus der auf dem Land lebenden Kinder [99]. Das Fehlen der richtigen Betreuung der Kinder verschlimmert diese Situation weiter. Kinder aus armen Familien sind, ähnlich wie bei der Ernährungssicherheit, anfälliger für gefährliche Praktiken in der Kinderbetreuung und die zusätzliche Last der AIDS-Epidemie stellt eine starke Belastung der ohnehin schon schwierigen Situation dar.

Tabelle 5. Die sechs Kategorien der Betreuung

1	Die Versorgung von Frauen
2	Stillen und Betreuung
3	Psychosoziale Betreuung
4	Nahrungszubereitung
5	Hygienepraktiken
6	Gesundheitspraktiken im Haushalt

Nach Martin-Prevel [97].

Waisen und Betreuung ausserhalb der Familie

Die Verwaisung ist eine verhängnisvolle Folge der unter den Erwachsenen zunehmenden HIV/AIDS-Epidemie. Sie stellt in einer Gemeinde einen der grössten Risikofaktoren für einen schlechten Gesundheitszustand und Mangelernährung bei Kindern dar. Shetty und Powell [100] bemerkten hinsichtlich der HIV/AIDS-bedingten Verwaisung, dass die durch die HIV/AIDS-Pandemie verursachte Waisenkrise international nach wie vor ein ernstes Problem mit langfristigen sozialen Auswirkungen darstelle. Ende 2001 hatten schätzungsweise 14 Millionen Kinder weltweit ihre Mutter oder beide Elternteile aufgrund von AIDS oder aus AIDS-bedingten Gründen verloren. Am stärksten betroffen ist das südliche Afrika, wo mehr als 80% der AIDS-Waisen leben. Ohne die Versorgung seitens der Eltern oder eines ernannten Betreuers wird das Risiko dieser Kinder für Mangelernährung, einen schlechten Gesundheitszustand, eine unzureichende Schulbildung, Migration, Obdachlosigkeit und Missbrauch wahrscheinlich aussergewöhnlich hoch sein [100].

Laut Schätzungen beläuft sich die Zahl der primär AIDS-bedingten Waisen in Uganda derzeit auf zwei Millionen [101]. Es wird angeführt, dass die sich im nördlichen Teil des Landes bezüglich der Versorgung dieser Waisen ergebenden Änderungen geschichtlich bedingt sein müssen, wobei vor allem die Auswirkungen bewaffneter Konflikte und die seit den späten 70er Jahren des 20. Jahrhunderts stattgefundene Entwurzelung des lokalen Hirtentums und der auf Baumwolle basierenden Wirtschaft eine Rolle spielten [101]. Diese Prozesse bedingten in Kombination eine dramatische wirtschaftliche Marginalisierung mit äusserst besorgniserregenden Folgen für Waisenkinder und ihre Betreuer. Nyambedha et al. [102] fanden in einer im ländlichen Kenia durchgeführten anthropologischen Studie heraus, dass die Haushalte, in denen Waisen leben, es trotz des vorherrschenden Mangels an Nahrung, medizinischer Versorgung und Kleidung als am schlimmsten empfanden, dass sie sich die Schulgebühren nicht leisten konnten. Obwohl die Ressourcen bei weitem nicht ausreichten, trugen die traditionellen, verwandtschaftsbasierten Hilfssysteme doch stark zur Versorgung der Waisenkinder bei. Laut Beobachtungen aus dem südlichen Afrika senkt bereits die reine Anwesenheit der Eltern bei Kindern das Risiko für Untergewicht von 39% auf 21%. Bei Kindern mit zwei lebenden Elternteilen betrug das Risiko für Untergewicht lediglich 10% [12].

Die Reformierung der Einstellungen und der Methoden zur Versorgung und Betreuung von Kindern

Manchen erscheint es anmassend, dass westliche Fachleute aus wohlhabenden Industrieländern die Einstellungen und Methoden der Kinderpflege in nicht industrialisierten Gesellschaften mit niedrigen Einkommen kritisieren und zu «reformieren» versuchen [103]. Der Gipfel der Arroganz ist laut diesen Kritikern die Unterscheidung in «gute» traditionelle Methoden, die es zu erhalten gilt und «verbesserungswürdige» Methoden. Diese Kritiker fordern eine generelle Respektierung der traditionellen Vorgehensweisen, die sich laut ihrer Argumentation bewährt hätten, das Produkt einer langen gesellschaftlichen Entwicklung und Anpassung seien und die kulturelle Weisheit verkörperten. Wer seien schon UNICEF-Anthropologen oder Akademiker, dass sie einer Gemeinde eine neue Agenda bezüglich der Versorgung und Betreuung auferlegen könnten.

Tatsächlich sind die traditionellen Methoden der Kinderpflege das Produkt der kulturellen Entwicklung der Gesellschaften, und die Regeln der Evolution somit massgeblich, um den Ursprung dieser Methoden und ihre Auswirkungen auf die kindliche Gesundheit zu verstehen. Laut der Theorie von Darwin ist es nicht das Ziel der Evolution, dass alle Lebewesen, die geboren werden, auch überleben. Die Landflächen, die den Nomadenstämmen zur Verfügung standen, konnten nur eine begrenzte Zahl an Jägern und Sammlern ernähren, so dass die Evolution für das Überleben der Stämme und somit für das Überleben der Spezies Mensch eher an einer gleichbleibenden als an einer wachsenden Zahl an Menschen interessiert war. Im Kampf um das Überleben waren natürlich die widerstandskräftigsten und die am besten an die jeweilige Umgebung mit ihren vielen Herausforderungen angepassten Nomaden für die Weiterführung der Erblinien des Stamms am wertvollsten.

Folgt man dieser Logik, so darf man nicht davon ausgehen, dass die traditionellen Methoden der Kinderpflege evolutionsbedingt zwangsläufig auf das Überleben aller Menschen ausgerichtet wurden. Dies hätte eine Überpopulation in den Territorien zur Folge gehabt. Tatsächlich ist es möglicherweise ein Kennzeichen der traditionellen Kinderpflege, dass sie die Kinder bezüglich des Überlebens vor bestimmte Anforderungen stellt, welche bei bestimmten Kindern die angeborene, natürliche Anpassung zur Meisterung der in der Umwelt auftretenden Gefahren erzeugt. Kinder, die diese Prüfungen nicht bestanden, machten gemäss dem klassischen Prinzip der Evolutionsbiologie «Survival of the Fittest» Platz für Kinder, die diese Anforderungen meisterten.

Soweit unsere moderne Sozialethik darauf beruht, dass wir das Recht aller Kinder auf Überleben und Gedeihen uneingeschränkt respektieren, muss ein eventueller evolutionärer Imperativ hinsichtlich der Betreuungs- und Versorgungsmethoden durch den humanitären Imperativ ersetzt werden, der tatsächlich das Überleben *aller* Lebewesen zur Maxime macht. Die Rechtfertigung zur Reformierung der traditionellen Betreuungs- und Versorgungsmethoden besteht genau in dieser Vergewisserung, dass Verhaltensweisen darauf ausgerichtet sind, die Gesundheit aller zu schützen. Im Idealfall benötigen HIV-infizierte Kinder möglicherweise eine andere Betreuung und Versorgung als nicht infizierte Kinder, um die Risiken in der Umwelt, die ihre Gesundheit bedrohen und ihr Überleben gefährden würden, noch weiter abzubauen.

Abgesehen von der endemischen Armut und der Ressourcenknappheit entsteht die Wechselwirkung zwischen Betreuer und den Pflege- und Versorgungspraktiken vor dem Hintergrund geeigneterer und häufig neuer, einzuführender Methoden. Mit Dezimierung der Elterngeneration müssen Kleinkinder häufig von älteren Geschwistern oder Grosseltern gepflegt und betreut werden. Letztere sind möglicherweise stärker in den traditionellen Methoden der Kinderpflege und -versorgung verwurzelt, die sich eher in Richtung eines selektiven als eines gesicherten Überlebens auswirken; eine Änderung der grosselterlichen Traditionen würde sich wahrscheinlich als eher schwierig erweisen. Die älteren Geschwister haben hinsichtlich der Pflege und Versorgung von Kindern nur minimale Erfahrung und wären sozusagen ein unbeschriebenes Blatt, das hinsichtlich der neuen Einstellungen und Verhaltensweisen beeinflusst werden könnte. Aber gerade ihr junges Alter und ihr Mangel an Erfahrung als Eltern nimmt ihnen das Selbstvertrauen für jüngere Geschwister zu sorgen. Somit wird die Pflege und Versorgung der Kinder zur Förderung eines guten Gesundheitsstatus in den Gebieten, in denen HIV endemisch ist, durch die Erkrankung bzw. die Abwesenheit der Eltern, auf eine höchst unsichere Grundlage gestellt.

Die Pflege und Versorgung der Kinder leidet ferner unter der übermässigen Belastung der menschlichen Arbeit durch HIV/AIDS. Gillespie et al. [6] bieten eine Analyse der weltweit durch HIV/AIDS verursachten Kosten. 1990 stand HIV/AIDS weltweit an 28. Stelle als Ursache für Lebensjahre, die aufgrund von frühzeitigem Tod verloren gehen oder von Behinderung geprägt sind (disability-adjusted life years, DALYs), und Hochrechnungen gehen davon aus, dass die Pandemie im Jahr 2020 an 10. Stelle stehen wird. Man vermutet, dass HIV/AIDS im südlichen Afrika (vom siebten Platz im Jahr 1990) und in Indien (wo ein enormer Anstieg von einem niedrigen Platz stattgefunden hat) bis zum Jahr 2020 sogar an die dritte Stelle der Ursachen von DALYs rücken wird. Die Autoren erklären weiter, dass diese Zahlen die vollen Auswirkungen auf die menschliche Arbeit nicht in ihrer ganzen Tragweite wiedergeben, da sie die Arbeit von gesunden Menschen, die aufgrund von HIV/AIDS auf andere Aktivitäten, wie z.B. die Pflege infizierter und kranker Menschen, umgelenkt wird, nicht umfassen. White und Robinson [104] erklären, dass die ermittelten Auswirkungen auf die Zahl der Menschen, die pro Haushalt von einem Erwerbstätigen abhängig sind, nicht schlüssig seien. Ein Grund hierfür sind möglicherweise die Bewältigungsmechanismen der Gemeinden oder Familien, die Kinder u.a. über verwandtschaftliche oder andere inoffizielle Netzwerke in Pflegefamilien unterbringen, damit die Arbeitskräfte im besten Alter bei der Erzeugung von Nahrungsmitteln helfen können. Diese Arbeitsumverteilung führt möglicherweise dazu, dass Kinder eine schlechtere Pflege und Versorgung erhalten und einem erhöhten Risiko für eine HIV-Übertragung ausgesetzt sind. Die Versorgung der Kinder mit elementarer Bildung wird ebenfalls zunichte gemacht, da die Kinder aus der Schule genommen werden, um entweder bei der Krankenpflege zu helfen oder mit für das Auskommen der

Familie zu sorgen. Letzteres bedeutet häufig die Teilnahme an riskanten Verhaltensweisen, die nach und nach zu einer weiteren HIV-Ausbreitung führen.

Da es unwahrscheinlich ist, dass in den bereits heute verarmten Gemeinden neue externe Versorgungsressourcen zu Tage treten, wurde ein Ansatz der positiven Abweichung (PA) zur Sprache gebracht [105–107] und erforscht. Bei einer Untersuchung der positiven Abweichung werden ungewöhnliche Verhaltensmuster seitens der Betreuer bzw. in den Haushalten, die bei den Kindern einer Gemeinde zu positiven Outcomes führen, identifiziert [106]. Diese Verhaltensmuster bezeichnet man auch als PA-Methoden. Man vermutet, dass Programme, die darauf abzielen, diese PA-Methoden bekannt zu machen, wahrscheinlich keinen Forschungszwängen unterliegen würden. Auf Gemeindeebene sollten diese PA-Programme u.a. die Planung, die Ausrichtung auf die Gemeinde, die Analyse der jeweils vorliegenden Situation, die Untersuchung der positiven Abweichung und das Feedback der Gemeinde zu den geplanten Massnahmen umfassen [106]. Ein Beispiel stammt aus den ländlichen Regionen Pakistans, wo Methoden der Neugeborenenpflege vom ausschliesslichen Stillen über den Wärmeschutz bis zur Hygiene als positiv abweichende Methoden identifiziert und in der Folge gefördert wurden [106]. Ein weiteres Beispiel stammt aus Nordvietnam und behandelt die Qualität des Fütterns von Kleinkindern [107]. Das Programm zeigte, dass ein positives und aufgeschlossenes Füttern mit entsprechenden verbalen Äusserungen und Ermutigungen bei Kindern im zweiten Lebensjahr genau richtig war, um die Kinder zur Nahrungsannahme zu bewegen und somit einen verbesserten Ernährungs- und Gesundheitsstatus der Kinder zur Folge hatte.

Es beginnt sich abzuzeichnen, dass die Pflegequalität und die Befähigung der Betreuer spezifisch und deutlich mit der HIV/AIDS-Epidemie verschmolzen sind [105, 107, 108]. Lapping et al. [105] machten im Zusammenhang mit dem in dieser Übersichtsarbeit behandelten Thema (d.h. HIV/AIDS und Ernährungssicherheit) frühzeitig Erfahrungen mit dem Ansatz der positiven Abweichung. Die Autorengruppe vermutet, dass ihre Intervention, die sich der positiven Abweichung bedient, schneller Änderungen herbeiführt, da sie die Mobilisierung der Gemeinde beschleunigt, das Bewusstsein erhöht, Probleme löst, zu Verhaltensänderungen motiviert sowie neue Verhaltensweisen empfiehlt und diese tatsächlich einführt. Die Wissenschaftler räumen jedoch ein, dass eine mögliche, auf den Ansatz der positiven Abweichung zurückzuführende Nutzwirkung hinsichtlich der Ernährungssicherheit und der gesundheitlichen Outcomes noch zu quantifizieren bleibt [107]. Aus Ostkenia, wo Familien, die für HIV-positive Kinder sorgen, vom Lea Toto Kangemi Outreach-Programm unterstützt werden, wurden eine Reihe von Erfahrungen veröffentlicht [108, 109]. Viele dieser Kinder sind Waisen oder stehen kurz davor Waisen zu werden. Die Studie ergab, dass in den Fällen, in denen Stigmatisierung keine Rolle spielte, ein grösseres Wissen über die richtige Pflege und Versorgung vorlag. Innerhalb der Gemeinden wurden jüngere, alleinstehende und weniger gebildete Menschen stärker stigmatisiert [108]. Umgekehrt wurde ein signifikanter Zusammenhang zwischen einem geringeren Grad an Stigmatisierung und grösserem Wissen über Pflege und Versorgung festgestellt [109]. Dies bedeutet in der Praxis, dass es Bemühungen bedarf, die Stigmatisierung von Haushalten mit HIV-Infizierten abzubauen, um so das Wissen und die Methoden im Bereich der Versorgung und Pflege von Kindern zu verbessern und bessere Outcomes bei Kindern zu erzielen.

Zusammengenommen belasten die Faktoren der Isolation aufgrund von niedrigem Einkommen, geographischer Lage und HIV/AIDS-bedingter Stigmatisierung die kindliche Gesundheit. Die oben aufgeführten Strategien zur Unterstützung von Pflege und Versorgung beruhen ebenfalls auf lokaler Planung und der lokalen Entwicklung von Ressourcen. Soweit die betroffenen Gemeinden jedoch die Möglichkeit haben, selbst in Erscheinung zu treten, sollten sie ergänzend fordern, dass ihre Rechte auf Gesundheit von den städtischen, staatlichen, nationalen und internationalen Behörden erfüllt werden. In den Slums (Favelas) von Rio de Janeiro, Brasilien, wird dies durch die nicht-staatliche Organisation CEDAPS (Zentrum für die Gesundheitsförderung) beispielhaft vorgelebt [110]. Diese Bewegung auf Gemeindeebene hat es geschafft, dass sich die Menschen dort mit den sozialen Massnahmen identifizieren, welche die Determinanten der lokalen Vulnerabilität ins Visier nehmen, und schärft gleichzeitig das Bewusstsein der Menschen für ihr Recht auf Gesundheit.

Schlussfolgerungen und Ausblicke

Würde die Armut als Hintergrund und grundlegendes Merkmal der HIV/AIDS-Epidemie nicht so überhandnehmen, wären die Probleme im Bereich der Ernährung und Gesundheit nicht ganz so ernst. In einer Welt, in der die ganz grosse Armut immer noch nicht besiegt ist, gilt es anscheinend, eine hohe Hürde zu überwinden, da für eine «nachhaltige Entwicklung diverse politische, wirtschaftliche und soziale Änderungen notwendig sind, u.a. die Ermächtigung der Entrechteten, die Erweiterung des Kreises, der Zugang auf Vermögenswerte und andere Ressourcen hat, die Annäherung von Arm und Reich und die Anpassung an ein umweltgerechtes Konsumverhalten» [111].

Im Rahmen des anspruchsvollen Strebens nach einer nachhaltigen Entwicklung stellen HIV/AIDS eine immense und wachsende Herausforderung für den Ideenreichtum des öffentlichen Gesundheitswesens, eine grosse Belastung für die Ressourcen und eine der Ursachen für unermessliches Leid und Stigmatisierung dar. Das AIDS-Zeitalter dauert nun schon ein Vierteljahrhundert an. Die hier vorliegende Analyse hat den gesellschaftlichen Ursprung der Probleme im Bereich der Gesundheitsversorgung und Ernährung aufgezeigt. Aufgrund der langen Latenzzeit bis zum Ausbruch der Erkrankung und deren Progression bis zum Tod, war es für uns schwierig, die diversen gesundheitlichen und sozialen Anforderungen zu verstehen und entsprechend darauf zu reagieren.

Die HIV/AIDS-Pandemie ist erst ein Vierteljahrhundert alt und ihre epidemiologischen und pharmakologischen Aspekte entwickeln und verändern sich weiter. Wir haben für diese Analyse eine Unmenge an Literatur gesichtet, um die zentrale Rolle aufzuzeigen, die Ernährung, Nahrung und Ernährungssicherheit bei den Bemühungen spielen, die Auswirkungen der Infektion abzuschwächen. Die Erfahrungen und Argumente haben uns jedoch die Grenzen der Entwicklung evidenzbasierter Interventionen aufgezeigt, die der einzig mögliche Ansatz sind, um sich den Unzulänglichkeiten in der Kinderpflege und -versorgung und den klaffenden Lücken der Ernährungsunsicherheit zuzuwenden. Unsere Wissenslücken wurden identifiziert und zeigen die Hauptschwerpunkte weiterer Forschungsarbeiten, um die Auswirkungen von HIV/AIDS weiter abzuschwächen. Tabelle 6 enthält einige von einem Expertengremium der WHO-Beratung festgelegte Fragen aus der praktischen Forschung [74]. Am stärksten betroffen von HIV/AIDS sind jedoch die ressourcenschwächsten Regionen, in denen entsprechende Präventions-, Linderungs- und Pflegebemühungen noch immer einen Luxus darstellen. Vor dem Hintergrund begrenzter Finanzmittel konkurrieren die für die Forschung aufgewendeten Gelder direkt mit den für Interventionen benötigten Ressourcen.

Trotz der Bemühungen, die Wissenslücken und Schwerpunkte weiterer Forschungsarbeiten zu identifizieren, folgerte das WHO-Gremium, dass viel zur Verbesserung der Gesundheit, des Ernährungsstatus und der Lebensqualität der mit HIV/AIDS lebenden Menschen getan werden kann und sollte [74]. Die meisten Mitarbeiter auf Programmebene [43, 96] und die meisten Akademiker, die Politiker beraten und informieren [62, 89, 92], raten dazu, Erfahrungen zu sammeln und die Methoden im Rahmen der Formulierung kurz- und langfristiger Massnahmen zum Thema Ernährungssicherheit zu verfeinern. Zwei der wichtigsten Grundsätze, die sich wie ein roter Faden durch diesen Übersichtsartikel ziehen, sind: (1) Es bedarf eines umfassenden und ganzheitlichen Ansatzes zur Behandlung der grundsätzlichen Probleme, die über die HIV-Infizierten hinausgehen, und (2) es bedarf der Basisarbeit auf Gemeindeebene, welche die Beratung, die aktive Beteiligung und die nachhaltige Verantwortung von Gemeinden umfasst.

Was den Zusammenhang zwischen der Pflege und Versorgung der Kinder und ihrer Gesundheit betrifft, so sind die durch die HIV/AIDS-Epidemie bedingten Probleme vielfach die gleichen, die auch die Ernährungssicherheit beeinflussen. Das Gleichgewicht der Haushalte wird gestört, Einkommen und gesparte Ressourcen gehen verloren und die Versorgung der Kinder obliegt zunehmend Personen, die entweder zu jung und unerfahren oder zu alt und schwach sind, um diese Aufgabe richtig zu erfüllen. Die traditionellen Methoden der Kinderpflege und -versorgung der Gesellschaften sind jedoch nicht immer auf das Überleben aller Kinder ausgerichtet. Pathogene, die durch unzureichende Hygiene in Nahrung und Wasser gelangen, können für mangelernährte Kinder mit einem beeinträchtigten Immunsystem lebensbedrohlich sein. Moss et al. [112] empfehlen die Ausarbeitung «evidenzbasierter, an die lokalen Gegebenheiten angepasster Richtlinien zur Kinderpflege und -versorgung»; in diesem Fall wiederum bleibt die Antwort auf die Frage hängig, wie die Ressourcen am besten zwischen der tatsächlichen Erbringung von Leistungen und den diesbezüglichen Forschungsarbeiten aufzuteilen sind.

Da uns keine Finanzmittel für eine engagierte investigative Forschung zur Verfügung stehen, um die noch bestehenden Lücken in unserem Grundwissen und in unserem praktischen Wissen zu schliessen, können wir zumindest die Lücken in unserem praktischen Wissen über die vor Ort gesammelten praktischen Erfahrungen behandeln. Auf Konferenzen, wie z.B. dem Afrika-Forum [96], hat sich gezeigt, dass sich eine allgemeine Vorstellung darüber, welche Massnahmen funktionieren, gut funktionieren oder nicht funktionieren, über die kollektiven Erfahrungen der in der Praxis tätigen Mitarbeiter herausfiltern lässt. Die Anpassung der Interventionen an die regionalen Gegebenheiten und an die sich ändernden Realitäten in der Praxis gilt als positive Tugend. Derzeit konzentriert man sich eher darauf, ganzheitliche Programme für HIV/AIDS, Nahrungsmittel- und Ernährungssicherheit zu erarbeiten, die sich positiv auf die Lebensmittelsicherheit und die Gesundheit der Kinder auswirken.

Tabelle 6. Sachdienliche Forschungsfragen, um die bestehenden Wissenslücken bezüglich der Zusammenhänge zwischen Ernährungssicherheit und HIV/AIDS zu schliessen

1	Wie wirken sich die verbesserte Lebensmitteltechnologie auf Haushaltsebene, Ernährungsberatung und Bereitstellung von Nahrungsmitteln, die im Rahmen von Pflege- und Versorgungsmassnahmen auf Gemeindeebene verteilt werden, auf die Verbesserung des Ernährungsstatus, die Progression der Erkrankung und die Lebensqualität aus?
2	Inwieweit sollten die Programme der Nahrungsmittel- und Ernährungshilfe angesichts der HIV/AIDS-Pandemie verändert werden? Sollten beispielsweise die Grösse oder Zusammensetzung der Rationen für HIV-Infizierte geändert werden? Welche Kriterien müssen Lebensmittel erfüllen, um die Auswirkungen von HIV/AIDS zu lindern?
3	Welche Ernährungsinterventionen können die Ernährungsauswirkungen von HIV, die sich aufgrund der Abnahme der landwirtschaftlichen Produktivität bzw. der Versorgungskapazität ergeben, im Hinblick auf die Ernährungssicherheit erfolgreich lindern?
4	Wie wirkt sich die antiretrovirale Therapie auf mangelernährte Populationen aus? Beeinflusst der Ernährungsstatus die Wirksamkeit der Therapie und das Risiko bzw. den Schweregrad der mit der Therapie verbundenen unerwünschten Nebenwirkungen? Würden Ernährungsinterventionen, die begleitend zur antiretroviralen Therapie verabreicht werden – insbesondere in unterernährten Populationen und bei stillenden Müttern – die gesundheitlichen Outcomes verbessern?

Auszug aus der WHO [70].

Die Wirklichkeit vor Ort, in den Gemeinden, wo Gemeindearbeiter, die unter Personalmangel, unzureichender Ausstattung und ungenügenden Finanzmitteln leiden, und Bewohner täglich um Nahrung und Pflege kämpfen müssen, ist in der Tat dadurch gekennzeichnet, dass die Bewältigungsmechanismen extremen Belastungen ausgesetzt sind und kurz vor dem Zusammenbruch stehen.

Es gilt jedoch Visionen zu entwickeln, die über den Status quo hinausgehen. Wenn wir uns darauf einigen können, dass der Begriff Ernährungssicherheit im Allgemeinen quantitativ ist und dafür steht, dass ein Mensch über genügend Nahrung verfügt, um Hunger und Unterernährung zu vermeiden, müssen sowohl kurz- als auch langfristig für die Menschen, die mit HIV/AIDS leben, andere Gesichtspunkte einer qualitativ hochwertigen Ernährung zutage treten [113]. Die Lebensmittelsicherheit, d.h. Nahrung, die frei von Verunreinigungen ist, ist unmittelbar von Bedeutung, da die durch Lebensmittel hervorgerufenen Krankheiten sich bei Menschen mit einer geschwächten Immunabwehr möglicherweise sehr viel schlimmer auswirken. Wie bereits an anderer Stelle bezüglich der Überernährung besprochen, geht mit Einführung der Therapie für manche der serumpositiven Populationen das Schreckgespenst um, dass das langfristige Überleben mit vielen Problemen, auch die Gesundheit der Patienten langfristig zu gewährleisten, verbunden sein wird. Als ultimative Verbesserung gilt es, über eine ausreichende Menge verträglicher Lebensmittel hinaus, eine gesunde Ernährung in Betracht zu ziehen, welche die Risiken für nicht ansteckende Krankheiten senkt. Dies ist ganz im Sinne von Gopalan [47], der sehr weise anmerkt, dass Ernährungssicherheit auf Haushaltsebene mehr sei als die blosse Vermeidung chronischen Hungers und dass es das Ziel der Politiker in Entwicklungsländern sein sollte, im nächsten Jahrhundert nicht nur das reine Überleben, sondern eine angemessene Ernährung zu gewährleisten. Dies wäre für alle Gemeinden, in denen Menschen mit HIV/AIDS leben, eine optimistischere Zukunftsperspektive.

Literatur

1 Gottlieb MS, Schanker HM, Fan PT, Weisman JT: Pneumocystis pneumonia – Los Angeles. MMWR 1981;30:1–3.
2 Heeney JL, Dalgleish AG, Weiss RA: Origins of HIV and the evolution of resistance to AIDS. Science 2006;313:462–466.
3 Piot P, Bartos M, Ghys PD, et al: The global impact of HIV/AIDS. Nature 2001;410:968–973.
4 Shears P: Cholera. Ann Trop Med Parasitol 1994;88:109–122.
5 Guerrant RL, Carneiro-Filho BA, Dillingham RA: Cholera, diarrhea, and oral rehydration therapy: triumph and indictment. Clin Infect Dis 2003;37:398–405.
6 Henderson DA: Smallpox eradication. Public Health Rep 1980;95:422–426.
7 Zlotnik H: Demographic trends; in Caballero B, Popkin BM (eds): The Nutrition Transition: Diet and Disease in the Developing World. London, Academic Press, 2002, pp 71–107.
8 Rutengwe RM: Identifying strategic interventions for improving household food and nutrition security in an urban informal settlement, South Africa. Asia Pac J Clin Nutr 2004; 13(suppl):S169.
9 Walker N., Schwartländer J: Meeting international goals in child survival and HIV/AIDS. Lancet 2002;360:284–289.
10 Hunter S, Williamson J: Children on the Brink 2000: Executive Summary – Updated Estimates and Recommendations for Intervention. The Synergy Project 2000. Washington, USAID, 2000, pp 1–32.
11 Somerville MA, Orkin AJ: Human rights, discrimination and AIDS: concepts and issues. AIDS 1989;3(suppl 1):S283–S287.
12 Hecht R, Alban A, Taylor K, et al: Putting it together: AIDS and the millennium development goals. PLoS Med 2006;3:e455.
13 Haddad L: No longer off the menu: the welcome re-emergence of food on the nutrition agenda. Forum Nutr 2003;56:383–384.
14 The President's Emergency Plan for AIDS Relief. Report on Food and Nutrition for People Living with HIV/AIDS. Washington, Office of the US Global AIDS Coordinator, US Department of State, 2006.
15 Scrimshaw NS, Taylor CE, Gordon JE: Interactions of nutrition and infection. Am J Med Sci 1959;237:367–403.
16 Scrimshaw NS, Taylor CE, Gordon JE: Interactions of nutrition and infection. Monogr Ser World Health Organ 1968;57:3–329.
17 Keusch GT, Farthing MJG: Nutrition and infection. Annu Rev Nutr 1986;6:131–154.
18 Scrimshaw NS, SanGiovanni JP: Synergism of nutrition, infection, and immunity: an overview. Am J Clin Nutr 1997;66:464S–477S.
19 Wanke CA, Silva M, Knox TA, et al: Weight loss and wasting remain common complications in individuals infected with human immunodeficiency virus in the era of highly active antiretroviral therapy. Clin Infect Dis 2000;31:803–805.
20 Ungar BLP, Ward DJ, Fayer R, Quinn CA: Cessation of cryptosporidium-associated diarrhea in an acquired immunodeficiency syndrome patient after treatment with hyperimmune bovine colostrum. Gastroenterology 1990;98:486–489.
21 Saini A, Nasser AS, Stewart CE: Waste management – cytokines, growth factors and cachexia. Cytokine Growth Factor Rev 2006;7: 475–486.
22 MacDonald KS, Malonza I, Chen DK, et al: Vitamin A and risk of HIV-1 seroconversion among Kenyan men with genital ulcers. AIDS 2001;15:635–639.
23 Semba RD, Neville MC: Breast-feeding, mastitis, and HIV transmission: nutritional implications. Nutr Rev 1999;57:146–153.
24 Fawzi WW: Nutritional factors and vertical transmission of HIV-1: epidemiology and potential mechanisms. Ann NY Acad Sci 2000; 918:99–114.
25 Dreyfuss ML, Fawzi WW: Micronutrients and vertical transmission of HIV-1. Am J Clin Nutr 2002;75:959–970.
26 Downs JH, Cooper PA: HIV and lactation. Ann Nestlé [Engl] 2007;65:29–38.
27 Tang AM, Graham NM, Kirby AJ, et al: Dietary micronutrient intake and risk progression to acquired immunodeficiency syndrome (AIDS) in human immunodeficiency virus type (HIV-1)-infected homosexual men. Am J Epidemiol 1993;138:937–951.
28 Tang AM, Graham NM, Saah AJ: Effects of micronutrient intake on survival in human immunodeficiency virus type I infection. Am J Epidemiol 1996;143:1244–1256.
29 Tang A, Graham N, Semba R, Saah A: Association between serum vitamin A and E levels and HIV-1 disease progression. AIDS 1997;11: 613–620.
30 Baum MK, Shor-Posner G, Lu Y, et al: Micronutrients and HIV-1 disease progression. AIDS 1995;9:1051–1056.
31 Mehta S, Finkelstein JL, Fawzi W: Nutritional interventions in HIV-infected breastfeeding women. Ann Nestlé [Engl] 2007;65:39–48.
32 Beck MA, Kolbeck PC, Shi Q, et al: Increased virulence of a human enterovirus (coxsackievirus B3) in selenium-deficient mice. J Infect Dis 1994;170:351–357.
33 Beck MA, Handy J, Levander OA: Host nutritional status: the neglected virulence factor. Trends Microbiol 2004;12:417–423.
34 Nelson HK, Shi Q, Van Dael P, et al: Host nutritional selenium status as a driving force for influenza virus mutations. FASEB J 2001;15: 1846–1848.
35 Beck MA, Nelson HK, Shi Q, et al: Selenium deficiency increases the pathology of in influenza virus infection. FASEB J 2001;15:1481–1486.
36 Sazawal S, Black RE, Ramsan M, et al: Effects of routine prophylactic supplementation with iron and folic acid on admission to hospital and mortality in preschool children in a high malaria transmission setting: community-based, randomised, placebo-controlled trial. Lancet 2006;367:133–143.
37 Weinberg ED: Iron withholding: a defense against viral infections. Biometals 1996;9: 393–399.
38 Bobat R, Coovadia H, Stephen C, et al: Safety and efficacy of zinc supplementation for children with HIV-1 infection in South Africa: a randomised double-blind placebo-controlled trial. Lancet 2006;367:814–815.
39 Olsen A, Mwaniki D, Krarup H, Friis H: Low-dose iron supplementation does not increase HIV-1 load. J Acquir Immune Defic Syndr 2004;36:637–638.
40 Friis H (ed): Micronutrients and HIV Infection. Boca Raton, CRC Press, 2002.
41 Piot P: Keynote Address. Nutrition and HIV/AIDS. Nutrition Policy Paper No. 20. Sub-Committee on Nutrition. Geneva, SCN 2001, pp 7–10.

42 Whiteside A, Barnett T, George G, Van Niekerk AA: Through a glass, darkly: data and uncertainty in the AIDS debate. Developing World Bioeth 2003;3:49–76.
43 Tabi M, Vogel RL: Nutritional counselling: an intervention for HIV-positive patients. J Adv Nurs 2006;54:676–682.
44 Fields-Gardner C, Fergusson P; American Dietetic Association; Dietitians of Canada: Position of the American Dietetic Association and Dietitians of Canada: nutrition intervention in the care of persons with human immunodeficiency virus infection. J Am Diet Assoc 2004;104:1425–1441.
45 Tontisirin K, Bhattacharjee L: Food security and nutrition – a household perspective. Forum Nutr 2003;56:382–383.
46 Casey PH, Simpson PM, Gossett JM, et al: The association of child and household food insecurity with childhood overweight status. Pediatrics 2006;118:e1406–e1413.
47 Gopalan C: Achieving household nutrition security in societies in transition: an overview. Asia Pac J Clin Nutr 2001;10(suppl):S4–S12.
48 Kendall A, Olson CM, Frongillo EA Jr: Validation of the Radimer/Cornell measures of hunger and food insecurity. J Nutr 1995;125:2793–2801.
49 Frongillo EA Jr, Rauschenbach BS, Olson CM, et al: Questionnaire-based measures are valid for the identification of rural households with hunger and food insecurity. J Nutr 1997;127: 699–705.
50 Onyango AW: Dietary diversity, child nutrition and health in contemporary African communities. Comp Biochem Physiol A Mol Integr Physiol 2003;136:61–69.
51 Keenan DP, Olson C, Hersey JC, Parmer SM: Measures of food insecurity/security. J Nutr Educ 2001;33(suppl 1):S49–S58.
52 Rose D: Economic determinants and dietary consequences of food insecurity in the United States. J Nutr 1999;129(suppl):517S–520S.
53 Shariff ZM, Khor GL: Obesity and household food insecurity: evidence from a sample of rural households in Malaysia. Eur J Clin Nutr 2005;59:1049–1058.
54 Webb P, Coates J, Frongillo EA, et al: Measuring household food insecurity: why it's so important and yet so difficult to do. J Nutr 2006; 136:1404S–1408S.
55 Nyindo M: Complementary factors contributing to the rapid spread of HIV-I in sub-Saharan Africa: a review. East Afr Med J 2005;82: 40–46.
56 Mhalu FS: Burden of diseases in poor resource countries: meeting the challenges of combating HIV/AIDS, tuberculosis and malaria. Tanzan Health Res Bull 2005;7:179–184.
57 Chopra M, Darnton-Hill I: Responding to the crisis in sub-Saharan Africa: the role of nutrition. Public Health Nutr 2006;9:544–550.
58 Watts J: Targets now set by G8 countries to reduce 'diseases of poverty'. Lancet 2000;356: 408.
59 Rukuni M: Africa: addressing growing threats to food security. J Nutr;132:3443S–3448S.
60 Saasa OS: HIV/AIDS and Development – Unsolved Challenges for Africa. Nutrition and HIV/AIDS. Nutrition Policy Paper No. 20. SubCommittee on Nutrition. Geneva, SCN, 2001, pp 19–27.
61 Hunter SS, Bulirwa E, Kisseka E: AIDS and agricultural production. Report of a land utilization survey, Masaka and Rakai districts of Uganda. Land Use Policy 1993;10:241–258.
62 Gillespie S, Haddad L, Jackson R: HIV/AIDS, food and nutrition security: impacts and actions. 28th Session of the ACC/SCN Symposium on Nutrition and HIV/AIDS, Nairobi, 2001.
63 Cummings B, Mengistu M, Negash W, et al: Barriers to and facilitators for female participation in an HIV prevention project in rural Ethiopia: findings from a qualitative evaluation. Cult Health Sex 2006;8:251–266.
64 Hindin MJ: Women's input into household decisions and their nutritional status in three resource-constrained settings. Public Health Nutr 2006;9:485–493.
65 Kruger A, Lemke S, Phometsi M, et al: Poverty and household food security of black South African farm workers: the legacy of social inequalities. Public Health Nutr 2006;9: 830–836.
66 Thomas F: Stigma, fatigue and social breakdown: exploring the impacts of HIV/AIDS on patient and carer well-being in the Caprivi Region, Namibia. Soc Sci Med 2006;63:3174–3187.
67 Thomas BE, Rehman F, Suryanarayanan D, et al: How stigmatizing is stigma in the life of people living with HIV: a study on HIV positive individuals from Chennai, South India. AIDS Care 2005;17:795–801.
68 Mawar N, Saha S, Pandit A, Mahajan U: The third phase of HIV pandemic: social consequences of HIV/AIDS stigma and discrimination and future needs. Indian J Med Res 2005; 122:471–484.
69 Reidpath DD, Brijnath B, Chan KY: An Asia Pacific six-country study on HIV-related discrimination: introduction. AIDS Care 2005; 17(suppl 2):S117–S127.
70 VanLandingham MJ, Im-Em W, Saengtienchai C: Community reaction to persons with HIV/AIDS and their parents: an analysis of recent evidence from Thailand. J Health Soc Behav 2005;46:392–410.
71 Gillespie S, Haddad L, Jackson R: HIV/AIDS, Food and Nutrition Security: Impacts and Actions. Nutrition and HIV/AIDS. Nutrition Policy Paper No. 20. SubCommittee on Nutrition. Geneva, SCN, 2001, pp 31–45.
72 Wyss K, Hutton G, N'Diekhor Y: Costs attributable to AIDS at household level in Chad. AIDS Care 2004;16:808–816.
73 Food and Nutrition Board, Institute of Medicine: Dietary Reference Intakes for Energy, Carbohydrate, Fiber, Fat, Fatty Acids, Cholesterol, Protein, and Amino Acids. Part 1, Summary and chapters 1–9. Washington, National Academy Press, 2002.
74 World Health Organization: Nutrient Requirements for People Living with HIB/AIDS. Report of Technical Consultation. Geneva, WHO, 2003.
75 Manuela de Paoli M, Manongi R, Klepp KI: Are infant feeding options that are recommended for mothers with HIV acceptable, feasible, affordable, sustainable and safe? Pregnant women's perspectives. Public Health Nutr 2004;7:611–619.
76 Thior I, Lockman S, Smeaton LM, et al: Breastfeeding plus infant zidovudine prophylaxis for 6 months vs formula feeding plus infant zidovudine for 1 month to reduce mother-to-child HIV transmission in Botswana: a randomized trial: the Mashi Study. JAMA 2006; 296:794–805.
77 Forrester JE, Tucker KL, Gorbach SL: Dietary intake and body mass index in HIV-positive and HIV-negative drug abusers of Hispanic ethnicity. Public Health Nutr 2004;7:863–870.
78 Paton NI, Sangeetha S, Earnest A, Bellamy R: The impact of malnutrition on survival and the CD4 cell response in HIV-infected patients starting antiretroviral therapy. HIV Med 2006;7:323–330.
79 Kim JH, Spiegelman D, Rimm E, Gorbach SL: The correlates of dietary intake along HIV-positive adults. Am J Clin Nutr 2001;74:852–861.
80 Betsi NA, Koudou BG, Cisse G, et al: Effect of an armed conflict on human resources and health systems in Cote d'Ivoire: prevention of and care for people with HIV/AIDS. AIDS Care 2006;18:356–365.
81 Spiegel PB: HIV/AIDS among conflict-affected and displaced populations: dispelling myths and taking action. Disasters 2004;28: 322–339.
82 Vorster HH, Venter CS, Wissing MP, Margetts BM: The nutrition and health transition in the North West Province of South Africa: a review of the THUSA (Transition and Health during Urbanisation of South Africans) study. Public Health Nutr 2005;8:480–490.
83 Bourne LT, Lambert EV, Steyn K: Where does the black population of South Africa stand on the nutrition transition? Public Health Nutr 2002;5:157–162.
84 Zimmet P: Epidemiology of diabetes mellitus and associated cardiovascular risk factors: focus on human immunodeficiency virus and psychiatric disorders. Am J Med 2005;118(suppl 2):3S–8S.
85 Amorosa V, Synnestvedt M, Gross R, et al: A tale of 2 epidemics: the intersection between obesity and HIV infection in Philadelphia. J Acquir Immune Defic Syndr 2005;39:557–561.
86 Jaime PC, Florindo AA, Latorre MD, Segurado AA: Central obesity and dietary intake in HIV/AIDS patients. Rev Saude Publica 2006; 40:634–640.
87 Rosegrant MW, Cline SA: Global food security: challenges and policies. Science 2003; 302:1917–1919.
88 Gregory PJ, Ingram JS, Brklacich M: Climate change and food security. Philos Trans R Soc Lond B Biol Sci 2005;360:2139–2148.

89 Gillespie S: AIDS, Poverty and Hunger: Challenges and Response. Food Policy Statement. Washington, International Food Policy Research Institute, 2006.
90 Gillespie S: Interventions and impacts: how HIV/AIDS interacts with food and nutrition security: an overview to volume 1. Int Conf HIV/AIDS and Food and Nutrition Security, Durban, 2005.
91 Gillespie S: Policy and program response: responding to the Interactions between HIV/AIDS an food and nutrition security: an overview to volume 2. Int Conf HIV/AIDS and Food and Nutrition Security, Durban, 2005.
92 Parley PG, Alston M, Piggett RR: Agricultural R&D in the Developing World, Too Little Too Late? Washington, International Food Policy Research Institute, 2006.
93 Kadiyala S, Gillespie S: Rethinking food aid to fight AIDS. Food Nutr Bull 2004;25:271–282.
94 World Food Programme: Food Security, Food Aid and HIV/AIDS: Project Ideas to Address the HIV/AIDS Crisis. Rome, WFP, 2001.
95 Marchione TJ: Interactions with the recipient community in targeted food and nutrition programs. J Nutr 2005;135:886–889.
96 The African Forum 2006: An Integrated Response to the Dual Epidemic of HIV/AIDS and Food Insecurity, Lukasa, Zambia, 2006.
97 Martin-Prevel Y: 'Care' and public nutrition. Sante 2002;12:86–93.
98 Engle PL, Bentley M, Pelto G: The role of care in nutrition programmes: current research and a research agenda. Proc Nutr Soc 2000;59:25–35.
99 Ghosh S, Shah D: Nutritional problems in urban slum children. Indian Pediatr 2004; 41:682–696.
100 Shetty AK, Powell G: Children orphaned by AIDS: a global perspective. Semin Pediatr Infect Dis 2003;14:25–31.
101 Oleke C, Blystad A, Rekdal OB: 'When the obvious brother is not there': political and cultural contexts of the orphan challenge in northern Uganda. Soc Sci Med 2005;61: 2628–2638.
102 Nyambedha EO, Wandibba S, Aagaard-Hansen J: Policy implications of the inadequate support systems for orphans in western Kenya. Health Policy 2001;58:83–96.
103 Engle PL, Pelto G, Bentley P: Care for nutrition and development. J Indian Med Assoc 2000;98:530–535.
104 White J, Robinson E: HIV/AIDS and Rural Livelihoods in Sub-Saharan Africa. Policy Series 6. Chatham, Natural Resources Institute, 2000.
105 Lapping K, Marsh DR, Rosenbaum J, et al: The positive deviance approach: challenges and opportunities for the future. Food Nutr Bull 2002;23(suppl):130–137.
106 Marsh DR, Sternin M, Khadduri R, et al: Identification of model newborn care practices through a positive deviance inquiry to guide behavior-change interventions in Haripur, Pakistan. Food Nutr Bull 2002; 23(suppl):109–118.
107 Ha PB, Bentley ME, Pachon H, et al: Caregiver styles of feeding and child acceptance of food in rural Viet Nam. Food Nutr Bull 2002;23(suppl):95–100.
108 Hamra M, Ross MW, Orrs M, D'Agostino A: Relationship between expressed HIV/AIDS-related stigma and HIV-beliefs/knowledge and behaviour in families of HIV infected children in Kenya. Trop Med Int Health 2006;11:513–527.
109 Hamra M, Ross MW, Karuri K, et al: The relationship between expressed HIV/AIDS-related stigma and beliefs and knowledge about care and support of people living with AIDS in families caring for HIV-infected children in Kenya. AIDS Care 2005;17:911–922.
110 Edmundo K, Guimaraes W, Vasconcelos Mdo S, et al: Network of communities in the fight against AIDS: local actions to address health inequities and promote health in Rio de Janeiro, Brazil. Promot Educ 2005;suppl 3:15–19.
111 Struble MB, Aomari LL: Position of the American Dietetic Association: addressing world hunger, malnutrition, and food insecurity. J Am Diet Assoc 2003;103:1046–1057.
112 Moss WJ, Ramakrishnan M, Storms D, et al: Child health in complex emergencies. Bull World Health Organ 2006;84:58–64.
113 Lobstein T: Food policies: a threat to health? Proc Nutr Soc 2002;61:579–585.

Annales Nestlé

Ann Nestlé [Ger] 2007;65:29–38
DOI: 10.1159/000128918

HIV und Laktation

Jane Helen Downs[a] Peter A. Cooper[b]

[a]Dietetics Department, King Edward VIII Hospital, Durban, und [b]Department of Pediatrics, Johannesburg Hospital und University of the Witwatersrand, Johannesburg, Südafrika

Schlüsselwörter
Mutter-Kind-Übertragung · Frauenmilch · Säuglingssterblichkeit · Müttersterblichkeit · Antiretrovirale Therapie

Zusammenfassung
Über 90% der HIV-positiven Kinder haben sich nachweislich über die Mutter-Kind-Übertragung mit dem Virus infiziert. Schätzungen gehen davon aus, dass sich weltweit jedes Jahr 750 000 Kinder mit dem HI-Virus infizieren, die meisten davon in Subsahara-Afrika. Zu den Übertragungswegen der vertikalen Transmission zählen die Übertragung über die Plazenta während der Schwangerschaft, die Ansteckung während der Geburt sowie die Übertragung durch Muttermilch und blutende Brustwarzen. Das prozentuale Risiko der Mutter-Kind-Übertragung ist bei den oben genannten Übertragungswegen unterschiedlich. Ohne spezifische Interventionen beträgt die Rate der Mutter-Kind-Übertragung ungefähr 15–20% und verdoppelt sich bei längerem Stillen (>6 Monate) auf 35–40%. Obwohl die Verwendung einer Muttermilchersatznahrung hier als Mittel der Wahl nahe liegt, um das Risiko der vertikalen Transmission durch das Stillen, d.h. über Muttermilch und blutende Brustwarzen, zu senken, könnte sich diese Option für Säuglinge von Müttern aus ressourcenarmen Regionen als schädlich erweisen. In diesen Umgebungen sind schwere Durchfallerkrankungen und Mangelernährung aufgrund einer nicht sicheren Ernährung mit Muttermilchersatznahrung und nicht optimalen Stillens (d.h. kein ausschliessliches Stillen während der ersten sechs Lebensmonate) die Hauptfaktoren der hohen Säuglingsmortalität. Laut einem WHO-Bericht neueren Datums (2006) wird geschätzt, dass jedes Jahr weltweit bereits 1,45 Millionen Todesfälle (bei Kindern unter 2 Jahren) auf nicht optimales Stillen in Entwicklungsländern zurückzuführen sind; wohingegen geschätzte 242 000 Todesfälle bei Säuglingen durch die Mutter-Kind-Übertragung verursacht werden. Die WHO-Richtlinien zur Ernährung von Säuglingen bei HIV stellen einen wichtigen Rahmen dar, den Regierungen, Politiker und Mitarbeiter des Gesundheitswesens bei der Erarbeitung von Richtlinien und Behandlungsprotokollen zur Vermeidung der Mutter-Kind-Übertragung berücksichtigen müssen. Es gibt sowohl in Entwicklungsländern als auch in Industrienationen Gemeinden, die nicht über sauberes Trinkwasser und Elektrizität verfügen; die Richtlinien müssen daher die Bedürfnisse der verschiedenen Gemeinden berücksichtigen. Die WHO-Richtlinien empfehlen, dass Stillen durch HIV-infizierte Mütter vermieden werden sollte, wenn adäquate, finanzierbare, nachhaltige und sichere Alternativen für die kindliche Entwicklung zur Verfügung stehen. In den Industrieländern wurde die vertikale HIV-Transmission dank eines entsprechenden Einsatzes der antiretroviralen Therapie, der Möglichkeit und richtigen Terminierung eines elektiven Kaiserschnitts und der Unterstützung der Mütter bei der Vermeidung des Stillens beinahe ausgemerzt und die Rate der Mutter-Kind-Übertragung auf unter 1–2% gesenkt.

Einleitung

Über 90% der HIV-positiven Kinder haben sich nachweislich über die Mutter-Kind-Übertragung mit dem Virus infiziert [1]. Schätzungen gehen davon aus, dass sich weltweit jedes Jahr 750 000 Kinder mit dem HI-Virus infizieren, die meisten davon in Subsahara-Afrika. Zu den Übertragungswegen bei der vertikalen Transmission zählen die Übertragung über die Plazenta während der Schwangerschaft, die Ansteckung während der Geburt sowie die Übertragung durch Muttermilch bzw. blutende Brustwarzen. Das prozentuale Risiko der Mutter-Kind-Übertragung ist bei den oben genannten Übertragungswegen unterschiedlich. Ohne spezifische Interventionen beträgt die Rate der Mutter-Kind-Übertragung ungefähr 15–20% und verdoppelt sich bei längerem Stillen (>6 Monate) auf 35–40% [2].

KARGER

Fax +41 61 306 12 34
E-Mail karger@karger.ch
www.karger.com

0250–9652/07/0651–0029$23.50/0

Online-Zugriff auf:
www.karger.com/and

J.H. Downs
PO Box 50128, Musgrave
Durban, KwaZulu Natal, 4062 (South Africa)
Tel. +27 31 3603 293, Fax +27 31 2016 442
E-Mail jane.downs@kznhealth.gov.za

Tabelle 1. Faktoren, die sich auf die Entscheidung für Muttermilchersatznahrung oder Stillen auswirken

- Menschenrechte
- Genotyp des Virus der Mutter und Intersubtyp-Rekombination
- Viruslast der Mutter und CD4-Zellzahlen
- Gesundheit und Ernährungsstatus der Mutter in Schwangerschaft und Stillzeit
- Kulturelle Faktoren
- Tod der Mutter kurz nach der Entbindung
- Psychologische Faktoren
- Regierungspolitik
- Zu wenige und nicht ausreichend ausgebildete Berater, die den Müttern im Rahmen der Schwangerschaftsvorsorge und -nachsorge zur Seite stehen
- Mütter mit CD4-Zellzahlen <200 in der 25. Schwangerschaftswoche werden nicht rechtzeitig mit einer hochaktiven antiretroviralen Therapie behandelt, da nicht genügend Personal und Ausrüstung zur Verarbeitung der Ergebnisse der CD4-Zellzahlen zur Verfügung steht
- Unzufriedenstellende Implementierung der Präventionsprogramme zur Vermeidung einer Mutter-Kind-Übertragung.

Obwohl die Verwendung einer Muttermilchersatznahrung hier als Mittel der Wahl nahe liegt, um das Risiko der vertikalen Transmission durch das Stillen, d.h. über Muttermilch und blutende Brustwarzen, zu senken, könnte sich diese Option für Säuglinge von Müttern aus ressourcenarmen Regionen als schädlich erweisen. In diesen Umgebungen sind schwere Durchfallerkrankungen und Mangelernährung aufgrund einer nicht sicheren Ernährung mit Muttermilchersatznahrung bzw. nicht optimalen Stillens (d.h. kein ausschliessliches Stillen während der ersten sechs Lebensmonate) die Hauptfaktoren der hohen Säuglingsmortalität. Laut eines WHO-Berichts neueren Datums (2006) wird geschätzt, dass jedes Jahr weltweit 1,45 Millionen Todesfälle (bei Kindern unter 2 Jahren) auf nicht optimales Stillen in Entwicklungsländern zurückzuführen sind, demgegenüber stehen die durch die Mutter-Kind-Übertragung des HI-Virus verursachten, geschätzten 242 000 Todesfälle bei Säuglingen [3].

Die Entscheidung für eine Ernährung mit Muttermilchersatznahrung oder Stillen und das Risiko einer Mutter-Kind-Übertragung werden durch die weiteren, in Tabelle 1 aufgeführten Einflussfaktoren noch erschwert.

Die WHO-Richtlinien zur Ernährung von Säuglingen bei HIV stellen einen wichtigen Rahmen dar, den Regierungen, Politiker und Mitarbeiter des Gesundheitswesens bei der Erarbeitung von Richtlinien und Behandlungsprotokollen zur Vermeidung der Mutter-Kind-Übertragung berücksichtigen müssen. Es gibt sowohl in Entwicklungsländern als auch in Industrienationen Gemeinden, die nicht über sauberes Trinkwasser und Elektrizität verfügen; die Richtlinien müssen daher die Bedürfnisse der verschiedenen Gemeinden berücksichtigen. Die WHO-Richtlinien empfehlen, dass Stillen durch HIV-infizierte Mütter vermieden werden sollte, wenn adäquate, finanzierbare, nachhaltige und sichere Alternativen für die kindliche Entwicklung zur Verfügung stehen [3].

In den Industrieländern wurde die vertikale HIV-Transmission dank eines entsprechenden Einsatzes der antiretroviralen Therapie, der Möglichkeit und richtigen Terminierung eines elektiven Kaiserschnitts und der Unterstützung der Mütter bei der Vermeidung des Stillens beinahe ausgemerzt und die Rate der Mutter-Kind-Übertragung auf unter 1–2% gesenkt. [4].

Menschenrechte

Mütter haben unabhängig von ihrem Bildungsstand das Recht, über die möglichen Nutzwirkungen und Risiken informiert zu werden, die mit einer Ernährung mit Muttermilchersatznahrung und mit dem Stillen verbunden sind. In einer durch und durch demokratischen Gesellschaft sollte die Mutter auch das Recht haben, die Ernährungsform ihres Kindes frei zu wählen und im Idealfall sollte auch der Vater in diesen Prozess eingebunden werden [Downs and Cooper, persönliche Beobachtungen].

Genotyp des Virus der Mutter und Intersubtyp-Rekombination

Der Genotyp des Virus und die Rekombination zwischen verschiedenen Subtypen können sich auf die Rate und/oder den Zeitpunkt der Mutter-Kind-Übertragung des HIV-1 auswirken. Letzteres wurde in einer Studie untersucht, die in Tansania an in Dar es Salaam wohnhaften Müttern durchgeführt wurde, von denen die meisten mit rekombinanten HIV-Formen (41.0%) gefolgt vom HIV-1-Subtyp A (26,2%) oder Subtyp C (13,1%) infiziert waren.

Eine multivariate Analyse, bei der auch die CD4-Zellzahlen der Mutter, das Stadium der HIV-Erkrankung und die Proviruslast der Muttermilch berücksichtigt wurden, ergab, dass die Wahrscheinlichkeit einer Übertragung über die Muttermilch bei Müttern, bei denen sich im HIV-Genom eine Intersubtyp-Rekombination fand, um das 7,2-fache höher war als bei Müttern mit einem HI-Virus vom Subtyp C ($p = 0{,}02$). Viren mit rekombinanten LTR (long terminal repeats)-Regionen wurden mit einer um das 4,9-fache höheren Wahrscheinlichkeit durch Stillen übertragen als Viren mit nicht-rekombinanten LTR-Regionen vom Subtyp A, C oder D. Diese Ergebnisse lassen darauf schliessen, dass Genome mit einer Rekombination zwischen verschiedenen Subtypen, und insbesondere einer Rekombination innerhalb der LTR-Region, eine Übertragung des HIV-1 über die Frauenmilch eher fördern als die nicht-rekombinanten Subtypen A, C und D [5].

Viruslast und CD4-Zellzahlen der Mutter

Die Erkenntnis, dass es äusserst wichtig ist, bei Müttern, die in der 25. Schwangerschaftswoche eine CD4-Zellzahl von <200 aufweisen, eine hochaktive antiretrovirale Therapie

(HAART) einzuleiten, zählt zu den äusserst wichtigen Fortschritten, die in den letzten 10 Jahren bei der Vermeidung der Mutter-Kind-Übertragung erzielt wurden. Diese Erkenntnis führt nicht nur zu einer signifikanten Verringerung der Viruslast und damit zu einer höheren Sicherheit bei der natürlichen bzw. vaginalen Geburt (insbesondere in Ländern mit beschränkten Ressourcen, in denen nicht bei jeder HIV-positiven schwangeren Frau ein Kaiserschnitt durchgeführt werden kann), sondern senkt auch die Viruslast in der Muttermilch und reduziert damit das Risiko einer vertikalen Transmission bei Frauen, die sich entschliessen, ihr Kind in den ersten 4–6 Lebensmonaten zu stillen.

Die Viruslast in der Muttermilch schwankt in den ersten 14 Wochen nach der Entbindung. Bei Müttern mit subklinischer Mastitis und schwerer Immunsuppression wurde eine höhere HIV-RNA (Viruslast) in der Muttermilch (CD4-Zellzahlen $<200 \times 10^6$ Zellen/l) festgestellt [6].

Interessanterweise wurde beobachtet, dass die Viruslast des in der Muttermilch zellfrei auftretenden Virus bei den Kontrollen, die eine, sechs und vierzehn Wochen nach der Entbindung durchgeführt wurden, bei allen Frauen in der rechten und linken Brust stark unterschiedlich war. In ungefähr einem Drittel der Proben war keine HIV-1-Last nachzuweisen [7].

Die Rolle der medikamentösen Prophylaxe bei Mutter und Kind

International scheint Konsens zu bestehen, dass bei HIV-positiven schwangeren Frauen mit einer CD4-Zellzahl <200 Zellen/mm (bzw. mit einer Aids-Erkrankung im WHO-Stadium 3 oder 4 und CD4-Zellzahlen von <350 Zellen/mm) in der 25. Schwangerschaftswoche oder sogar bereits im ersten Drittel der Schwangerschaft mit der HAART begonnen werden sollte (die Nutzwirkungen überwiegen in diesem Fall die Risiken der Teratogenität) [8]. HIV-infizierte Frauen mit einer CD4-Zellzahl von >200 (und einer AIDS-Erkrankung im WHO-Stadium 1 und 2) sollten kurzfristig mit einer Kombination aus Zidovudin (ZVD) + Lamivudin (3-TC) und nicht mit einem Einzelmedikament (z.B.: Neviropin [NVP] oder ZVD) antiretroviral behandelt werden [9]. Wichtig ist in diesem Zusammenhang, dass zunehmend Bedenken bestehen, dass bei Müttern, die innerhalb von 6 Monaten nach einer Einzeldosis NVP mit der HAART beginnen, das Risiko einer Resistenz gegenüber den im Rahmen der HAART verabreichten Arzneimittel besteht [8]. Die für die Richtlinien verantwortlichen Personen und Stellen werden daher ihre Behandlungsprotokolle möglicherweise entsprechend überarbeiten müssen.

Der Einsatz der antiretroviralen Prophylaxe ist nicht unumstritten. Aufgrund der in letzter Zeit auftretenden Bedenken bezüglich der Hämatopoese, Frühgeburt und Mitochondrienanomalien bei Säuglingen und Kindern, bei denen eine Exposition gegenüber einer antiretroviralen Therapie vorliegt, gilt es, die potenziellen Risiken und Nutzen der antiretroviralen Prophylaxe zu überdenken [10–12].

Auch bezüglich der Verabreichung von Trimethoprim/Sulfamethoxazol (TMP/SMZ) zur HIV-Prophylaxe bei HIV-positiven schwangeren Frauen bestehen diverse Bedenken. Dazu zählen u.a. das mögliche Risiko der Teratogenität, wenn diese Prophylaxe im ersten Schwangerschaftsdrittel zum Einsatz kommt, und eine mögliche Induzierung neonataler Hyperbilirubinämie und/oder Verdrängung des Bilirubins von seinen Albuminbindungen, wenn die Prophylaxe den Müttern um den Entbindungstermin und während der frühen Stillphase verabreicht wird. Forna et al. [13] überprüften systematisch die Belege für eine Toxizität der TMP/SMZ-Prophylaxe bei schwangeren und stillenden Frauen, um die Erstellung von Richtlinien und Empfehlungen für Regionen mit beschränkten Ressourcen zu unterstützen. Laut dieser Übersichtsarbeit stellten die meisten der überprüften Studien keinen Zusammenhang zwischen einer den Müttern in der Schwangerschaft und Stillzeit verabreichten TMP/SMZ-Prophylaxe und einer Hyperbilirubinämie fest. Es gab keine Berichte über Fälle, in denen bei den Neugeborenen, nach Einnahme von Sulfonamiden seitens der Mutter, eine Bilirubinenzephalopathie auftrat. Diverse Nachweise deuteten jedoch auf einen Zusammenhang zwischen der Einnahme von TMP/SMZ und anderen Sulfonamiden in der Frühphase der Schwangerschaft und einem erhöhten Risiko für Gaumenspalten, Neuralrohrdefekte, kardiovaskuläre Anomalien und Anomalien des Urinaltrakts hin. Einige Studien ergaben, dass eine Supplementierung mit Folsäure möglicherweise zur Abschwächung einiger dieser potenziellen Risiken beiträgt. Insgesamt weisen die derzeit verfügbaren Daten darauf hin, dass das Risiko einer schweren Schädigung des Neugeborenen durch die tägliche Einnahme der TMP/SMZ-Prophylaxe in der Schwangerschaft und Stillzeit gering ist. Angesichts der beträchtlichen Nutzwirkung einer TMP/SMZ-Prophylaxe bei HIV-positiven Frauen in Regionen mit begrenzten Ressourcen belegt diese Übersichtsarbeit, dass man sich auf die WHO-Richtlinien, die für HIV-positive Frauen eine tägliche TMP/SMZ-Prophylaxe empfehlen, verlassen kann.

Eine in Botswana durchgeführte, randomisierte klinische Studie, die unter der Bezeichnung «Mashi»-Studie bekannt ist, untersuchte zwischen März 2001 und Oktober 2003 die Wirksamkeit und Verträglichkeit des Stillens in Kombination mit einer dem Säugling einen Monat lang verabreichten ZVD-Prophylaxe, um die Rate der Mutter-Kind-Übertragung zu senken. In diese Studie wurden 1200 HIV-positive schwangere Frauen aus 4 Bezirkskrankenhäusern randomisiert. Die Säuglinge wurden bei der Geburt und dann bis zu einem Alter von 7 Monaten monatlich untersucht. Im Alter zwischen 9 und 18 Monaten wurden sie dann jeden dritten Monat bewertet. Alle Mütter erhielten ab der 34. Schwangerschaftswoche und während der Wehen zweimal täglich 300 mg ZVD oral. Mütter und Säuglinge wurden in Gruppen randomisiert und erhielten entweder eine Einzeldosis NVP oder ein Placebo. Die Säuglinge (n = 1.179) wurden in zwei Gruppen randomisiert und entweder 6 Monate lang gestillt und zusätzlich mit einer ZVD-Prophylaxe behandelt oder mit einer Säuglingsmilchnahrung ernährt und einen Monat lang zusätzlich mit ZVD therapiert. Im Alter von 7 Monaten betrug die HIV-Infektionsrate bei den mit Säuglingsmilchnahrung ernährten Säuglingen 5,6% und in der gestillten Gruppe 9%; die kumulative Säuglingssterblichkeit war jedoch in der mit Säuglingsmilchnahrung ernährten Gruppe höher (9,3%) als in der gestillten Gruppe

(4,9%). Im Alter von 18 Monaten bestanden zwischen den beiden Gruppen bezüglich der kumulativen Mortalität und der HIV-Infektionsraten keine signifikanten Unterschiede mehr (13,9% in der mit Säuglingsmilchnahrung ernährten Gruppe und 15,1% in der gestillten Gruppe). Diese Resultate unterstreichen die Risiken einer Ernährung mit Säuglingsmilchnahrung bei Säuglingen und die schwere Wahl, mit der sich Mütter in Subsahara-Afrika konfrontiert sehen, sowie die Notwendigkeit weiterer Forschungsarbeiten bzw. alternativer Strategien. Die Einleitung der HAART bei schwangeren Frauen mit einer CD4-Zellzahl von <200 in der 25. Schwangerschaftswoche hat möglicherweise das Risiko der HIV-Transmission und Säuglingssterblichkeit ebenfalls gesenkt [14].

Auch das Antimalariamittel Chloroquin hat eine HIV-hemmende Wirkung. In Sambia wurde die Wirkung von zwei Antimalariamitteln, nämlich Chloroquin und Sulfadoxin/Pyrimethamin, auf die HIV-RNA-Spiegel in der Muttermilch von 30 HIV-positiven stillenden Müttern bewertet. Nach Bereinigung um die CD4-Zellzahlen und die Viruslast im Blutplasma wurde Chloroquin mit tendenziell niedrigeren CD4-Zellzahlen in der Muttermilch assoziiert als Sulfadoxin/Pyrimethamin. Zur Bestimmung der potenziellen Rolle des Mittels Chloroquin bei der Prävention der Mutter-Kind-Übertragung durch das Stillen bedarf es weiterer Forschungsarbeiten.

Impfstoffe für Säuglinge

Ein Impfprogramm, das für Säuglinge ab der Geburt Impfungen vorsieht, würde nicht nur zur Prävention der Mutter-Kind-Übertragung beitragen, sondern auch einen Schutz für Jugendliche bieten, sobald diese sexuell aktiv werden. Ein solches Impfprogramm liegt jedoch noch in weiter Ferne. Forscher arbeiten weltweit aktiv an der Entwicklung eines für Säuglinge verträglichen Wirkstoffs [16].

Ernährungsstatus der Mutter in Schwangerschaft und Stillzeit

Ein adäquater Ernährungsstatus verringert möglicherweise die vertikale Transmission, indem er sich auf mehrere Risikofaktoren bei Mutter und Fetus bzw. Säugling auswirkt, die eine Mutter-Kind-Übertragung begünstigen. Dazu zählt u.a. die Verbesserung der Funktion des Immunsystems der Mutter bzw. des Feten/Säuglings; die Verlangsamung der klinischen, immunologischen oder viralen Progression bei der Mutter; eine Senkung der Viruslast oder des Risikos, dass sich das Virus in den Genitalsekreten oder in der Muttermilch ausbreitet; eine Senkung des Risikos einer Frühgeburt bzw. eines niedrigen Geburtsgewichts und der Erhalt der gastrointestinalen Integrität des Feten oder Kindes. Obwohl in prospektiven Beobachtungsstudien der Nachweis erbracht wurde, dass ein niedriger Vitamin A-Spiegel mit einem höheren Risiko für eine vertikale Transmission assoziiert ist, konnte in randomisierten, kontrollierten Studien nicht nachgewiesen werden, dass sich Vitamin A oder andere Vitamine signifikant auf die vertikale Transmission während der Schwangerschaft oder Geburt auswirken [17]. Ein umfassender Übersichtsartikel über Studien, bei denen schwangere und stillende Frauen eine Supplementierung mit Mikronährstoffen erhielten, um das Wachstum, die Gesundheit und den HIV-Status ihrer Kinder zu verbessern, findet sich ebenfalls in dieser Ausgabe der *Annales Nestlé* [18].

Bezüglich der Auswirkungen des Stillens auf den Ernährungsstatus von HIV-positiven Frauen gibt es nur wenige Daten. Papathakis et al. [19] haben vor kurzem eine Studie veröffentlicht, in der die Veränderungen der Körperzusammensetzung während des Stillens bei HIV-positiven und HIV-negativen südafrikanischen Frauen untersucht wurden. Die Messungen der Körperzusammensetzung wurden 8 und 24 Wochen nach der Entbindung an 92 HIV-positiven und 50 HIV-negativen stillenden Frauen durchgeführt. Von den HIV-positiven Frauen wiesen 95% CD4-Zellzahlen von >200 Zellen/µl auf. Acht Wochen nach der Entbindung waren bezüglich der Körpergrösse, dem Körpergewicht, dem Bodymass-Index und der fettfreien Masse keine signifikanten Unterschiede zwischen den beiden Gruppen festzustellen. Vierundzwanzig Wochen nach der Entbindung wurde bei den HIV-positiven Frauen jedoch ein durchschnittlicher Gewichtsverlust von 1,4 kg festgestellt, während bei den HIV-negativen Müttern eine durchschnittliche Gewichtszunahme von 0,4 kg gemessen wurde. Bei den HIV-positiven stillenden Frauen reduzierte sich das subkutane Fett, während die fettfreie Körpermasse gleich blieb.

Zwischen April 2000 und März 2003 wurde untersucht, wie sich das Stillen auf die Gesundheit von HIV-positiven Frauen und ihren Kindern in Malawi (Subsahara-Afrika) auswirkt. Die Mütter wurden bei der Geburt ihrer Kinder in die Studie eingeschlossen und kamen eine Woche, 6–8 Wochen und dann 3, 6, 9, 15, 18, 21 und 24 Monate nach der Entbindung zu Follow-up Untersuchungen. Insgesamt wurden 2000 HIV-infizierte Frauen in die Studie aufgenommen. Vierundvierzig (2,2%) der Mütter und 310 (15,5%) der Kinder verstarben während der zweijährigen Studiendauer. Die mittlere Stilldauer betrug 18 Monate, die durchschnittliche Dauer des ausschliesslichen Stillens zwei Monate und die der Zwiemilchernährung 12 Monate. Nach Bereinigung um die Viruslast der Mutter und andere Kovariaten wurde jedoch kein signifikanter Zusammenhang zwischen den Stillformen und der Morbidität bzw. Mortalität der Mutter festgestellt. Bei den Säuglingen und Kindern wurde das Stillen mit einer geringeren Mortalität assoziiert; das bereinigte Hazard Ratio betrug für das Stillen insgesamt 0,44; für die Zwiemilchernährung 0,45 und für ausschliessliches Stillen 0,40. Die Schutzwirkungen einer ausschliesslichen Ernährung mit Muttermilch wurden sowohl bei HIV-positiven als auch bei HIV-negativen Säuglingen beobachtet [20].

Dauer des Stillens, der Zwiemilchernährung und der Ernährung mit Muttermilchersatz

Die vertikale Transmission durch das Stillen kann während der Stilldauer jederzeit stattfinden und die kumulative Wahrscheinlichkeit einer Infizierung mit dem Virus steigt mit der Stilldauer [21].

Die einzige bislang veröffentlichte randomisierte Interventionsstudie untersuchte in vier Geburtskliniken in Nairobi (Kenia) bei gestillten und mit Säuglingsmilchnahrung ernährten Säuglingen von HIV-1-positiven Frauen die Morbidität und Mortalität. Die Mütter wurden in zwei Gruppen randomisiert und fütterten ihre Kinder entweder mit Säuglingsmilchnahrung (n = 186) oder stillten sie (n = 185). Die Säuglinge (n = 371) wurden im Alter von 12 und 24 Monaten einer Follow-up-Untersuchung unterzogen. Den Müttern wurde in dieser Studie keine kostenlose Milchnahrung bereitgestellt. Die Zahl der nach zwei Jahren noch lebenden, HIV-negativen Kinder war in der gestillten Gruppe signifikant niedriger als in der mit Säuglingsmilchnahrung ernährten Gruppe. Der kumulative Prozentsatz der HIV-Infektion betrug bei der im Alter von zwei Jahren durchgeführten Follow-up-Untersuchung in der mit Säuglingsmilchnahrung ernährten Gruppe 21% und in der gestillten Gruppe 37% (p = 001). Fazit war, dass die Ernährung mit Säuglingsmilchnahrung, bei entsprechender Aufklärung und Zugang zu sauberem Trinkwasser, für Säuglinge von HIV-1-infizierten Müttern in ressourcenarmen Regionen eine sichere Alternative zum Stillen darstellt [22].

Eine grosse, in Harare, Simbabwe, durchgeführte Studie untersuchte, wie sich ausschliessliches Stillen auf die Säuglingssterblichkeit auswirkt. In diese Studie wurden insgesamt 14 110 Mütter und ihre Neugeborenen eingeschlossen; 4 495 der Frauen waren HIV-positiv und bei 2 060 dieser HIV-positiven Frauen führte die Schwangerschaft zu einer Lebendgeburt. Die betreffenden Säuglinge wurden 2 Jahre lang beobachtet. Die nach der Geburt stattfindende Mutter-Kind-Übertragungsrate betrug insgesamt 12,1%. Bei 68,2% dieser Fälle fand die Übertragung erst nach 6 Monaten statt, was das erhöhte Risiko einer längeren Stilldauer von über sechs Monaten unterstreicht. Die frühe Einführung von Zwiemilchernährung wurde im Alter von 6, 12 und 18 Monaten mit einem höheren Risiko der Mutter-Kind-Übertragung in Verbindung gebracht [23].

Im Jahr 2000 zogen Coutsoudis et al. [24] grosse Aufmerksamkeit auf sich, als sie über die potenziellen Risiken einer Zwiemilchernährung (Muttermilch plus Ersatzmilch) im Vergleich zu ausschliesslichem Stillen berichteten. Eine in Durban, Südafrika, durchgeführte Studie bewertete bei 549 HIV-positiven Frauen die Form der Säuglingsernährung und ergab, dass die Wahrscheinlichkeit einer HIV-Infektion bei ausschliesslich gestillten Säuglingen (14,3%) niedriger war als bei zwiemilchernährten Säuglingen (24,1%) [24].

Eine Metadatenanalyse zur späten postnatalen Transmission von HIV-1 bei 4 085 gestillten Kindern aus 9 Studien ergab, dass der Infektionszeitpunkt bei 539 Kindern bekannt war und dass die Transmission bei 225 (42%) dieser Kinder erst spät stattfand (Stilldauer über 6 Monate). Im Alter von 18 Monaten betrug die kumulative Wahrscheinlichkeit einer späten Transmission 9,3% [25].

Die Prävalenz der Zwiemilchernährung (anstatt des ausschliesslichen Stillens) scheint in Ländern mit begrenzten Ressourcen hoch zu sein [26]. Einige Studien berichten, dass viele Frauen mit dem Zufüttern beginnen, weil sie nicht genügend Milch haben; wahrscheinlich beruht die Entscheidung zugunsten der Zwiemilchernährung jedoch auf multifaktoriellen Gründen. Eine in einer ländlichen Gemeinde mit begrenzten Ressourcen und einer hohen HIV-Prävalenz (Mtubatuba, KwaZulu Natal, Südafrika) durchgeführte Studie beobachtete 119 Säuglinge 16 Wochen lang. Ausserdem wurde an den Müttern von 445 Säuglingen eine Querschnittsstudie durchgeführt. Man beobachtete, dass nur 10% der Säuglinge in den ersten sechs Wochen ausschliesslich gestillt wurden. Häufigster Grund für die Zwiemilchernährung war anscheinend die nicht ausreichende Muttermilch. Eine weitere bedenkliche Beobachtung hinsichtlich des Längsschnittaspekts der Studie war, dass 46% der Säuglinge bereits in den ersten 48 Stunden nach der Geburt eine Ersatzmilch oder eine andere Flüssigkeit ausser Muttermilch erhielten. Die meisten Mütter (43%) trafen die Entscheidungen hinsichtlich der Ernährung ihrer Säuglinge selbst, während auf die Frage, wer ihre wichtigsten Berater seien, am häufigsten die Mitarbeiter des Gesundheitswesens (22%) und die Grossmütter (16%) genannt wurden [27]. Diese Ergebnisse lassen darauf schliessen, dass es notwendig ist, die Mitarbeiter des Gesundheitswesens besser auszubilden, und dass Marketingkampagnen durchgeführt werden müssen, welche die Frauen aus ressourcenschwachen Gebieten über die Bedeutung des ausschliesslichen Stillens in den ersten 4–6 Lebensmonaten aufklären.

Eine in Südafrika durchgeführte Studie [28] bewertete eine Woche, 6 Wochen und 3 Monate nach der Entbindung und in der Folge 15 Monate lang alle 3 Monate bei Untersuchungen im Krankenhaus, wie sich die Form der Ernährung auf die Kindersterblichkeit auswirkt, und stellte fest, dass die Outcomes bei HIV-positiven Säuglingen, die nie gestillt wurden, schlechter waren als bei gestillten HIV-positiven Säuglingen. Bei neun (60%) der Kinder, die nie gestillt worden waren, und bei 15 (32%) der gestillten Kinder traten mindestens drei Krankheitsepisoden auf. Die Wahrscheinlichkeit einer Krankheitsepisode war bei Säuglingen, die nie gestillt wurden (unabhängig vom HIV-Status) in den ersten beiden Lebensmonaten beinahe doppelt so hoch wie bei gestillten Kindern. Diese Ergebnisse unterstreichen die Risiken, die eine Ernährung mit Säuglingsmilchnahrung in Umgebungen mit begrenzten Ressourcen birgt. Diese Studie wurde vor Implementierung des Programms zur generalisierten Einführung der antiretroviralen Therapie in Südafrika durchgeführt.

Es bedarf weiterer Forschungsarbeiten, um besser zu verstehen, warum sich die Mütter – vor allem diejenigen in Gemeinden mit beschränkten Ressourcen – gegen das ausschliessliche Stillen entscheiden. Abgesehen von den oben aufgeführten Faktoren gibt es für berufstätige Mütter möglicherweise keine ausreichende Mutterschutzfrist, stehen eventuell keine Kinderbetreuungseinrichtungen an den Arbeitsplätzen zur Verfügung und die Frauen haben möglicherweise sehr lange Arbeitszeiten. Diese Faktoren machen es äusserst schwierig, ein Kind über längere Zeit ausschliesslich zu stillen. In vielen Ländern gibt es ausserdem keine Gesetze, die das Stillen am Arbeitsplatz regeln. Ironischerweise gibt es gerade in den als babyfreundlich anerkannten Krankenhäusern (in denen für gewöhnlich die Belegschaft zu zwei Dritteln aus Frauen besteht) nur selten Kinderbetreuungseinrichtungen vor Ort; die weiblichen Krankenhausangestellten können ihre Kinder daher während des Tages nicht stillen. Uns erscheint es als unzumutbar und doppelzüngig, von den Mitarbeiterinnen des Gesundheitswesens einerseits die Förderung des Stillens zu erwarten und ihnen anderseits an ihrem Arbeitsplatz die Möglichkeit des Stillens zu verwehren [Downs, persönliche Beobachtung].

Auch die Darmpermeabilität des Säuglings wurde mit einem höheren Risiko für eine Mutter-Kind-Übertragung in Verbindung gebracht. Eine in Südafrika durchgeführte Studie untersuchte 272 Säuglinge von HIV-infizierten Frauen im Alter von einer Woche, sechs und 14 Wochen und führte einen Test mit Hilfe zweier nicht metabolisierbarer Zucker, nämlich Lactulose/Mannitol, durch. Es stellte sich heraus, dass die im Alter von 14 Wochen HIV-positiven Säuglinge im Alter von 6 und 14 Wochen eine beträchtlich höhere Darmpermeabilität und bei jeder Untersuchung eine etwas höhere Neopterin-Ausscheidung im Urin (Indikator der Immunsystemaktivierung) aufwiesen als die HIV-negativen Säuglinge. Die Art der Ernährung wirkte sich nicht auf die Neopterin-Ausscheidung, die ein Index der Immunstimulation ist, aus. Diese Ergebnisse lassen darauf schliessen, dass eine HIV-Infektion beim Säugling zu Änderungen der Darmpermeabilität führt und möglicherweise das Immunsystem aktiviert, noch bevor klinische Symptome offen zutage treten [29].

Sollen Mütter dazu ermutigt werden, das Stillen im Alter von 6 Monaten einzustellen, dann müssen Politiker und Mitarbeiter des Gesundheitswesens dafür sorgen, dass Mütter adäquat über Ersatznahrung oder Beikost informiert werden [30].

Kulturelle Faktoren, die sich auf die Säuglingsernährung auswirken

In einigen Kulturen entscheiden die Grossmutter oder der Vater des Kindes, wie der Säugling ernährt wird bzw. wie lange er gestillt wird. Eine solche Entscheidung hat in diesen Kulturen in der Regel Vorrang vor jeder Empfehlung seitens einer Gesundheitseinrichtung.

Eine Studie in Simbabwe untersuchte interessanterweise im Zusammenhang mit der HIV-Transmission die Faktoren, die sich bei Frauen aus städtischen Gebieten in Simbabwe (200 Frauen aus Kliniken in Harare und Chitungwiza) auf die Wahl der Säuglingsernährung auswirkten. Es stellte sich heraus, dass die Ehemänner (58%) einen grösseren Einfluss auf die Form der Säuglingsernährung hatten als die Krankenschwestern (42%). Dieses Ergebnis lässt darauf schliessen, dass soziale Einflüsse sich stärker auf die Wahl der Ernährungsform auswirken als der Rat von medizinischem Fachpersonal. Dreiunddreissig Prozent der Frauen in Harare und 77% der Frauen in Chitungwiza waren sich bewusst, dass zwischen der HIV-Transmission und der Muttermilch ein Zusammenhang besteht. Neunundvierzig Prozent der Frauen hatten Angst davor, ihre Säuglinge zu stillen. Zu den Faktoren, die bei schwangeren, HIV-positiven Frauen die Wahl der Form der Säuglingsernährung beeinflussten, zählten der Bildungsstand, der Beschäftigungsstand und die innerhalb der Familie herrschende Meinung [31].

Eine in den ländlichen Gebieten Simbabwes durchgeführte Studie berichtete jedoch, dass über 90% von 164 befragten Müttern angaben, die Entscheidung für oder gegen das Stillen sei ihre persönliche Entscheidung. Ein Drittel dieser Befragten erwähnte auch, dass sie die ihnen von den Mitarbeitern der Gesundheitseinrichtungen gegebenen Ratschläge berücksichtigt hätten. Die Forscher empfahlen, die ländlichen Populationen in Regionen mit beschränkten Ressourcen bei der Säuglingsernährung stärker zu unterstützen. Eine solche Unterstützung sollte eventuell in Form einer Ausbildung des Beratungspersonals erfolgen und dezentralisierte Follow-up-Untersuchungen sowie Hilfestellung beim Abstillen umfassen [32].

In einer an 3 Orten in Südafrika durchgeführten, qualitativen Längsschnittstudie wurden die Entscheidungsfindung und die Formen der Säuglingsernährung bei HIV-positiven schwangeren Frauen untersucht. Vor der Entbindung gaben die Frauen an, dass sie beabsichtigten, ihr Kind entweder ausschliesslich mit einer Muttermilchersatznahrung zu ernähren oder zu stillen. Von den Frauen, die ursprünglich ausschliesslich stillen wollten, taten dies knapp 50%, während bei den Frauen, die von Anfang an eine Säuglingsmilchnahrung verabreichten, zwei Drittel diese Form der Ernährung konsequent fortsetzten. Die Studie beobachtete, dass die Fähigkeit, dem Drängen der Familie, dem Säugling auch andere Flüssigkeiten zu verabreichen, nicht nachzugeben und sich an die wichtigsten Informationen über die Risiken der Mutter-Kind-Übertragung und die Zwiemilchernährung zu erinnern, mit die wichtigsten Eigenschaften der Frauen waren, die sich erfolgreich ausschliesslich an die eine oder andere Ernährungsform hielten. Frauen, die konsequent ausschliesslich stillten, waren von den Vorteilen des Stillens überzeugt; eine stillfreundliche häusliche Umgebung erwies sich ebenfalls als wichtig. Mütter, die den Entschluss gefasst hatten, ihre Kinder ausschliesslich mit Säuglingsmilchnahrung zu ernähren, berichteten, dass bestimmte Hilfsmittel, wie z.B. Strom, ein Wasserkocher und eine Thermoskanne, das Füttern in der Nacht erleichterten [33].

Psychologische und sozioökonomische Faktoren

Mütter, die in Gebieten mit beschränkten Ressourcen in Afrika und Asien leben, müssen sich diversen Herausforderungen stellen; dazu zählen u.a. das höhere Risiko einer HIV-Infektion, die Belastung, die Waisen verstorbener Verwandter und Freunde ernähren und versorgen zu müssen, und, falls sie selbst HIV-positiv sind, die Ernährungsform ihres eigenen Kindes [34].

Mütter in ressourcenschwachen Regionen entscheiden sich möglicherweise aus einer tiefen Angst vor der Mutter-Kind-Übertragung dafür, ihr Kind mit einer Muttermilchersatznahrung zu ernähren, obwohl diese andere potenzielle Risiken birgt. In einer in halbländlichen Gebieten, an der Peripherie von Lilongwe, Malawi, durchgeführten Studie wurden 22 HIV-positive Frauen über ihre Wahrnehmungen bezüglich ihrer Gesundheit und die Auswirkungen des Stillens auf ihre Gesundheit befragt. Mehrere dieser Frauen hatten das Gefühl, ihr Ernährungsstatus verschlechtere sich aufgrund ihrer Krankheit. Die Frauen sorgten sich ausserdem, dass sich die Progression ihrer Erkrankung durch das Stillen beschleunige. Obwohl die Studie nur eine kleine Population umfasste, betont sie doch, wie wichtig eine sorgfältige Beratung ist [35].

Eine weitere Studie untersuchte, wie sich das südafrikanische PMTCT (prevention of mother-to-child transmission)-

Programm in einer halbstädtischen Gemeinde in der Nähe von Kapstadt (Khayelithsa) auf die Ernährung und Versorgung von Säuglingen auswirkte. Dieses Programm bot HIV-positiven Müttern die Option, sechs Monate lang entweder ausschliesslich zu stillen oder Säuglingsmilchnahrung zu füttern. Die HIV-infizierten Frauen berichteten, dass ihre Entscheidung gegen das Stillen keine negativen sozialen Auswirkungen zur Folge hatte [36]. In anderen südafrikanischen Gemeinden, insbesondere in ländlichen Gemeinden, in denen das Stillen die Norm darstellt, ist dies jedoch möglicherweise nicht der Fall.

Es wurde wiederholt berichtet, dass HIV-infizierte Mütter es schwierig finden, 4 bis 6 Monate nach der Entbindung abrupt abzustillen. Stillen bietet nachweislich nicht nur eine einzigartige Form der Säuglingsernährung, sondern spielt auch eine wichtige Rolle für die emotionale Entwicklung des Kindes und die Weiblichkeit der Mutter [37, 38].

Tod der Mutter kurz nach der Entbindung: Pasteurisierung von Frauenmilch und Milchbanken

Der Tod der Mutter kurz nach der Entbindung stellt für Regierungen und Gemeinden mit begrenzten Ressourcen eine grosse Herausforderung dar. Das geschätzte Mortalitätsrisiko afrikanischer Kinder von HIV-positiven Müttern wurde in einer Analyse der aus mehreren Studien zusammengefassten Daten (Daten aus 7 in Afrika durchgeführten, randomisierten Interventionsstudien zur Mutter-Kind-Übertragung) extrapoliert. Von den 3468 Kindern starben 378 (11%). Im Alter von einem Jahr waren geschätzte 35,2% der HIV-positiven und 4,9% der HIV-negativen Kinder gestorben. Die Säuglingsmortalität schwankte je nach Region und war mit dem Tod der Mutter assoziiert [39]. Die richtige Form der HAART zum richtigen Zeitpunkt trägt möglicherweise nicht nur dazu bei, den Tod der Mutter, sondern auch den Tod des Säuglings zu verhindern.

Obwohl fast alle Milchbanken aufgrund der Bedenken hinsichtlich des Risikos einer HIV-Übertragung bereits vor fast zwei Jahrzehnten stufenweise aufgelöst wurden, ist das Konzept in jüngeren Jahren wieder aufgegriffen worden. In Brasilien insbesondere wurde ein ausgedehntes Milchbankprogramm ins Leben gerufen, um verwaiste Säuglinge mit Frauenmilch zu versorgen. Die Frauenmilch wird hitzebehandelt, um das HI-Virus zu deaktivieren.

Die HIV-Infektion hat zu einer signifikant höheren Zahl an Frühgeborenen mit sehr niedrigem und niedrigem Geburtsgewicht geführt; eine Ernährung mit Säuglingsmilchnahrung wird bei diesen Säuglingen mit einem erhöhten Risiko für nekrotisierende Enterokolitis in Verbindung gebracht. Folglich haben einige Institutionen in Südafrika (Kapstadt, Pretoria und Durban) Milchbanken eingerichtet, um diese Säuglinge mit hitzebehandelter Frauenmilch zu versorgen. Dies ist ausserdem eine nützliche Alternative für Mütter mit Mastitis [40].

Israel-Ballard et al. [41] haben eine Methode zur schnellen, häuslichen Pasteurisierung der Frauenmilch entwickelt, die unter der Bezeichnung «Flash Method» bekannt ist, das Virus deaktiviert, eine bakterielle Verunreinigung verhindert, gleichzeitig aber die Nährstoffzusammensetzung erhält. Coutsoudis et al. [2006; unveröffentlichte Daten] haben diese Methode in einer periurbanen Gemeinde in Durban, Südafrika, bewertet und festgestellt, dass es sich um eine praktische und sichere Methode zur Pasteurisierung von Frauenmilch für Säuglinge ab 6 Monaten handelt. Diese Methode erweist sich unter Umständen für Mütter in Gebieten mit beschränkten Ressourcen, die innerhalb von 6 Wochen nach der Entbindung wieder an ihren Arbeitsplatz zurückkehren müssen, als wertvolle Hilfe und würde folglich die Rate der Zwiemilchernährung senken. Dieses Postulat bedarf jedoch noch weiterer Untersuchungen.

Regierungsrichtlinien und nationale PMTCT-Programme

Die von den Regierungen hinsichtlich der PMTCT definierten Richtlinien unterscheiden sich je nach den im jeweiligen Land zur Verfügung stehenden Ressourcen. Die Überarbeitung dieser Richtlinien ist tendenziell ein langwieriger Prozess, so dass die Richtlinien häufig nicht den neuesten Erkenntnissen oder wissenschaftlichen Daten entsprechen. In einigen Ländern stehen die dokumentierten Richtlinien den Gesundheitseinrichtungen, insbesondere den Gesundheitseinrichtungen in ländlichen Umgebungen, möglicherweise gar nicht zur Verfügung.

Einige Länder haben die Nutzwirkungen einer wirksamen Implementierung der nationalen PMTCT-Richtlinien nachgewiesen, welche die Mutter-Kind-Übertragung beträchtlich senkt (auf Raten von nur noch 1–2%). Die Implementierung der Richtlinien muss überprüft werden, um bewerten zu können, ob diese optimal umgesetzt werden und wirksam sind [2].

Eine unlängst veröffentlichte, in Grossbritannien durchgeführte Umfrage zur Einhaltung der von der British HIV Association empfohlenen Richtlinien aus dem Jahr 2001 bezüglich der Behandlung HIV-positiver schwangerer Frauen ergab, dass die Richtlinien im Allgemeinen eingehalten wurden. Die wichtigsten Zielgrössen bezüglich der Outcomes waren u.a.: der richtige Einsatz der antiretroviralen Therapie, die Möglichkeit und richtige Terminierung eines elektiven Kaiserschnitts und die der Mutter gewährte Unterstützung bei der Vermeidung des Stillens. Von den 186 in diese Umfrage eingeschlossenen medizinischen Zentren in Grossbritannien meldeten 100 (54%) Daten von 501 Schwangerschaften, welche die in dieser Umfrage definierten Kriterien erfüllten. Abgesehen von einigen erst nach der empfohlenen 38. Schwangerschaftswoche geplanten Kaiserschnitten wurden die Richtlinien im Allgemeinen eingehalten [42].

In Australien wurde in zwei aufeinanderfolgenden, zwischen 2002 und 2004 durchgeführten Erhebungen bewertet, wie sich eine Aufklärungskampagne auf die Behandlung von schwangeren Frauen auswirkte, die mit einem Virus im Blut (u.a. HIV) infiziert waren. Im Rahmen der ersten zwischen 2002 und 2003 durchgeführten Umfrage wurden Fragebögen an 767 Mitglieder des Australian and New Zealand College of Obstetricians and Gynaecologists (RANZCOG, Australische und Neuseeländische Gesellschaft für Gynäkologie und Geburtshilfe) geschickt. In der zweiten Umfragewelle im Jahr 2004 erhielten 743 RANZCOG-Mitglieder diese Fragebögen. Auf die erste Umfrage folgten vielfältige Interventionen, u.a.

der Versand der Umfrageergebnisse, eine Zusammenfassung der Behandlungsempfehlungen, die Veröffentlichung von zwei Übersichtsartikeln im RANZCOG Journal und eine mündliche Präsentation auf dem jährlichen RANZCOG-Kongress. In der zweiten Umfrage (Rücklaufquote 68%) berichteten die Befragten über eine Zunahme der Untersuchungen auf Viren im Blut, Änderungen der Praktiken basierend auf dem Infektionsstatus der jeweiligen Frau und eine Beratung für schwangere Frauen hinsichtlich des Risikos einer Transmission des Virus durch das Stillen. Bei der zweiten Umfrage im Jahr 2004 beobachtete man eine Zunahme der Befragten (von 51% in der ersten Umfrage auf 59% in der zweiten Umfange), die angaben im Rahmen der Schwangerschaftsvorsorge routinemässig einen HIV-Test anzubieten. Die Zahl der Befragten, die HIV-positiven schwangeren Frauen routinemässig einen elektiven Kaiserschnitt nahe legten, nahm um 12% zu (47% der Befragten). Diese Ergebnisse belegten, dass sich der Wissensstand über Interventionen zur Verringerung der Mutter-Kind-Übertragung bei der Geburt und durch das Stillen bereits nach einer relativ simplen Aufklärungskampagne verbesserte [43].

In Ländern mit begrenzten Ressourcen erweist sich das mathematische Simulationsmodell möglicherweise als nützliches Werkzeug zur Prognose des Risikos der Mutter-Kind-Übertragung und der Säuglingssterblichkeit und zur Information über richtlinienbezogene Entscheidungen, die sich speziell auf HIV und Säuglingsernährung beziehen [44].

Zu wenige und nicht ausreichend ausgebildete Berater, die den Müttern im Rahmen der Schwangerschaftsvorsorge und -nachsorge zur Seite stehen

In einigen Gebieten lassen die Gesundheitsberater möglicherweise ihre persönlichen, manchmal dogmatischen Meinungen bei der Beratung Oberhand gewinnen, anstatt die Frauen objektiv und bezogen auf ihre jeweilige persönliche Situation über die Vor- und Nachteile einer Ernährung mit Muttermilchersatznahrung und das Stillen aufzuklären. In Moshi, Nordtansania, wurden die Berater über ihre Sicht der HIV-Tests in der Schwangerschaft und die Probleme hinsichtlich der Form der Säuglingsernährung befragt, mit der sich HIV-positive Frauen in ihrer Gemeinde konfrontiert sehen [45]. Die Berater hatten zwischen 6 Monate und 9 Jahre Erfahrung mit diesbezüglichen Beratungsleistungen. Die Befragung ergab, dass eine von den UNAIDS/WHO/UNICEF-Richtlinien empfohlene, aufgeklärte Entscheidung hinsichtlich der Form der Säuglingsernährung seitens HIV-positiver Frauen unabhängig vom sozioökonomischen Status der Mutter durch folgende Faktoren ernsthaft gefährdet wird: die Ratschläge, die den Müttern tatsächlich gegeben wurden; eine direktive Beratung; die fehlende Zeit zur Verarbeitung eines positiven Testergebnisses und die mangelnde Unterstützung in der Folgezeit. Die Optionen der Säuglingsernährung wurden nicht immer genau erklärt, die Berater waren jedoch der Meinung, dass den meisten Frauen kaum eine andere Wahl blieb als zu stillen, dass sie aber, entgegen der ihnen gegebenen Empfehlungen, wahrscheinlich nicht ausschliesslich stillen würden. Es wurde ferner beobachtet, dass die Risiken und Nutzwirkungen der Ernährungsoptionen, die den HIV-infizierten Frauen zur Verfügung stehen, nicht nur für die Frauen selbst, sondern auch für die Berater kompliziert waren. Laut den Empfehlungen sollten die Berater eine Weiterbildung in nicht-direktiver Beratung und bezüglich der diversen Formen der Säuglingsernährung erhalten, um die Frauen besser beraten, unterstützen und ihnen in der Folgezeit bessere Leistungen im häuslichen Umfeld bieten zu können. Es mag zwar in vielen Ländern nationale Richtlinie geben, deren praktische Implementierung jedoch und die Weiterbildung der Mitarbeiter des Gesundheitswesens werden häufig übersehen oder fehlen sogar vollständig [Downs und Cooper, persönliche Beobachtung].

Piwoz et al. [46] bewerteten den Unterschied zwischen den internationalen Empfehlungen hinsichtlich des Stillens bei HIV-Infektion und den Einstellungen von 19 Mitarbeitern des Gesundheitswesens in Lilongwe, Malawi, und ihre im Rahmen der Beratung getätigten Aussagen. Die in der Beratung erfahrenen Mitarbeiter des Gesundheitswesens waren der Ansicht, die HIV-infizierten Frauen sollten eher ausschliesslich stillen als eine Muttermilchersatznahrung zu verabreichen, und führten die in ihrer Gemeinde herrschende Armut als Hauptgrund für ihre Wahl an. Alle Mitarbeiter des Gesundheitswesens hatten aufgrund der in ihrer Gemeinde weitverbreiteten Mangelernährung Bedenken aufgrund des frühen Abstillens.

Eine mündliche Beratung ist das Mittel der Wahl, wenn es darum geht, HIV-infizierte Mütter über die Risiken und Nutzwirkungen der diversen Möglichkeiten der Säuglingsernährung aufzuklären. Ein in Harare, Simbabwe, durchgeführtes Programm schloss 14 110 Mütter und ihre Neugeborenen ein und testete alle Mütter auf Aids. Ob sie ihren HIV-Status wissen wollten oder nicht, blieb jedoch den Müttern überlassen. Das Programm setzte bei der Aufklärung diverse Mittel ein, u.a. Gruppenkurse, individuelle Beratung, Videos und Broschüren. Interessanterweise war bei den Frauen, die erst nach vollständiger Implementierung an dem Programm teilnahmen, die Wahrscheinlichkeit, ihren HIV-Status frühzeitig in Erfahrung zu bringen und ihre Kinder ausschliesslich zu stillen um 70% bzw. um das 8,4-fache höher als bei Frauen, die in der Anfangsphase an diesem Programm teilnahmen [47].

Unzufriedenstellende Implementierung des PMTCT-Programms

Die Mütter können zwar möglicherweise die Form der Säuglingsernährung wählen, werden jedoch nicht entsprechend über eine sichere und verträgliche Ernährung informiert. In einigen Ländern erhalten Mütter, die sich entschliessen, ihre Kinder mit einer Muttermilchersatznahrung zu ernähren, keine schriftlichen Informationen in ihrer Muttersprache über die sichere Zubereitung und korrekte Verdünnung der Säuglingsmilchnahrung und es wird zu wenig Säuglingsmilchnahrung ausgegeben. In einigen Ländern, wie in Südafrika beispielsweise, erhalten Mütter, die sich entschliessen, ihre Kinder ausschliesslich mit Muttermilchersatznahrung zu ernähren, nur 6–8 Dosen der Muttermilchersatznahrung pro Monat, was bei 4–6 Monate alten Säuglingen nur ungefähr 50% des Ernährungsbedarfs deckt und dazu führt, dass die Mütter die Säuglingsmilchnahrung tendenziell zu stark verdünnen oder auf Zwiemilchernährung zurückgreifen und dadurch das Risiko einer Mutter-Kind-Übertragung bzw. einer Gedeihstörung der Säuglinge erhöhen. Weiter verschlimmert wird die Situation dadurch, dass die Bereitstellung der Säuglingsmilchnahrung abrupt eingestellt wird, sobald der Säugling sechs Monate alt ist. Im Idealfall sollte die Menge der Säuglingsmilchnahrung nach und nach reduziert werden, sobald das Kind sechs Monate alt ist und die Mütter bzw. Betreuer entsprechend schriftlich und mündlich über eine geeignete Beikost informiert werden [Downs und Cooper, persönliche Beobachtungen].

Mütter, die sich entschliessen, ihre Kinder zu stillen, werden ebenfalls nicht immer angemessen in Form von Beratungsleistungen im Krankenhaus, Hausbesuchen oder entsprechenden Empfehlungen hinsichtlich der Ernährung ihrer Säuglinge ab einem Alter von 6 Monaten unterstützt. Diese Mütter werden nicht immer darüber aufgeklärt, wie sie ihre Muttermilch pasteurisieren können, sobald der Säugling zwischen 4 und 6 Monate alt ist (die diesbezüglichen Richtlinien sind von Land zu Land unterschiedlich) [Downs und Cooper, persönliche Beobachtung].

WHO-Richtlinien

Die WHO-Richtlinien zur Prävention der Mutter-Kind-Übertragung bei HIV und ihre Auswirkungen, Schlussfolgerungen und Empfehlungen bezüglich der Politik (2001) raten: «Die Vermeidung des Stillens durch HIV-infizierte Mütter ist zu empfehlen, wenn adäquate, finanzierbare, nachhaltige und sichere Alternativen für die kindliche Entwicklung zur Verfügung stehen». Dies ist eine wichtige Richtlinie für all Mitarbeiter des Gesundheitswesens, die bei ihrer Arbeit in Kontakt mit schwangeren und stillenden Frauen kommen.

Es wurden Bedenken geäussert, dass diese Richtlinien zwar aufgestellt wurden, aber durch Investitionen in qualitativ hochwertige, allgemein verfügbare HIV-Beratungsleistungen, Unterstützung bei der Wahl der Säuglingsernährung und die Förderung des ausschliesslichen Stillens bei jenen HIV-infizierten Müttern, die sich entschliessen, ihre Kinder zu stillen, gestärkt werden müssen [48].

In Ile-Ife, im Südwesten Nigerias, wo Stillen (allerdings nicht das ausschliessliche Stillen) die Norm darstellt, untersuchte eine Studie, ob adäquate, finanzierbare, nachhaltige und sichere Ernährungsalternativen für HIV-positive Mütter zur Verfügung stehen. Die Studie deckte auf, dass folgende Faktoren die Verwendung einer Ersatznahrung (anstelle des Stillens) behinderten: die hohen Kosten für die Ersatznahrung und den zum Kochen benötigten Brennstoff, die unzuverlässige Stromversorgung und der schlechte Zugang zu sauberem Trinkwasser sowie unzureichende Möglichkeiten der Bevorratung [49].

Schlussfolgerung

In den Industrienationen wird das niedrigste Risiko der Mutter-Kind-Übertragung mit einem Kaiserschnitt, einer angemessenen antiretroviralen Prophylaxe und einer ausschliesslichen Ernährung mit Säuglingsmilchnahrung assoziiert. In Gemeinden mit begrenzten Ressourcen bergen sowohl das Stillen als auch die Ernährung mit Säuglingsmilchnahrung bestimmte Risiken für Säuglinge mit einer Exposition gegenüber dem HI-Virus, wobei die Risikobilanz in verschiedenen Umgebungen und im Laufe der Zeit unterschiedlich ist [50].

Abschliessend ist zu sagen, dass das Ziel nicht nur die Prävention der Mutter-Kind-Übertragung des HI-Virus sondern auch die Prävention der Säuglingssterblichkeit aufgrund anderer Faktoren ist. Auch wird kein Politiker oder Mitarbeiter des Gesundheitswesens (es sei denn er oder sie hat eine ähnliche Situation bereits selbst erlebt) jemals wirklich verstehen können, wie gross die Angst einer HIV-positiven Mutter ist, in welchem Dilemma sie sich bezüglich der Entscheidung der Ernährungsform befindet und wie stark ihre Schuldgefühle und Depressionen in manchen Fällen sind, wenn sie entdeckt, dass sich ihr Kind über die vertikale Transmission mit dem HI-Virus infiziert hat.

Danksagung

Unser aufrichtiger Dank gilt Nisha Padayachee (Diätberaterin am King Edward VIII Hospital, Durban) für die Überprüfung dieses Artikels.

Literatur

1 Luo C: Strategies for prevention of mother-to-child transmission of HIV. Reprod Health Matters 2000;8:144–155.
2 Newell ML: Current issues in the prevention of mother-to-child transmission of HIV-1 infection. Trans R Soc Trop Med Hyg 2006;100:1–5.
3 Lauer JA, Betran AP, Barros AJ, de Onis M: Deaths and years of life lost due to sub-optimal breast-feeding among children in the developing world: a global ecological risk assessment. Public Health Nutr 2006;9:673–685.
4 Thorne C, Newell ML: Treatment options for the prevention of mother-to-child transmission of HIV. Curr Opin Investig Drugs 2005;6:804–811.
5 Koulinska IN, Villamor E, Msamanga G, et al: Risk of HIV-1 transmission by breastfeeding among mothers infected with recombinant and non-recombinant HIV-1 genotypes. Virus Res 2006;120:191–198.
6 Willumsen JF, Filteau SM, Coutsoudis A, et al: Breastmilk RNA viral load in HIV-infected South African women: effects of subclinical mastitis and infant feeding. AIDS 2003;17:407–414.
7 Willumsen JF, Newell ML, Filteau SM, et al: Variation in breastmilk HIV-1 viral load in left and right breasts during the first 3 months of lactation. AIDS 2001;15:1896–1898.

8 World Health Organization – HIV/AIDS Program: Antiretroviral therapy for HIV infection in adults and adolescents in resource-limited settings: towards universal access. E-pub 2006;www.who.int/hiv/pub/guidelines/adult/en/index.html.
9 Leroy V, Sakarovitch C, Cortin-Borja M, et al; Ghent Group on HIV in Women and Children: Is there a difference in the efficacy of peripartum antiretroviral regimes in reducing mother-to-child transmission of HIV in Africa? AIDS 2005;19:1865–1875.
10 Thorne C, Newell ML: Prevention of mother-to-child transmission of HIV infection. Curr Opin Infect Dis 2004;17:247–252.
11 Thorne C, Newell ML: Antenatal and neonatal antiretroviral therapy in HIV-infected women and their infants: a review of safety issues. Med Wieku Rozwoj 2003;7:425–436.
12 Gaillard P, Fowler MG, Dabis F, et al: Use of antiretroviral drugs to prevent HIV-1 transmission through breast-feeding: from animal studies to randomized clinical trials. J Acquir Immune Defic Syndr 2004;35:178–187.
13 Forna F, McConnell M, Kitabire FN, et al: Systematic review of the safety of trimethoprim-sulfamethoxazole for prophylaxis in HIV-infected pregnant women: implications for resource-limited settings. AIDS Rev 2006;8: 24–36.
14 Thior I, Lockman S, Smeaton LM, et al: Breastfeeding plus infant zidovudine prophylaxis for 6 months vs. formula feeding plus infant zidovudine for 1 month to reduce mother-to-child HIV transmission in Botswana: a randomized trial: the Mashi Study. JAMA 2006; 296:794–805.
15 Semrau K, Kuhn L, Kasonde P, et al: Impact of chloroquine on viral load in breast milk. Trop Med Int Health 2006;11:800–803.
16 Luzuriaga K, Newell ML, Dabis F, et al: Vaccines to prevent transmission of HIV-1 via breastmilk: scientific and logistical priorities. Lancet 2006;368:511–521.
17 Fawzi W: Nutritional factors and vertical transmission of HIV-1. Epidemiology and potential mechanisms. Ann NY Acad Sci 2000; 918:99–114.
18 Mehta S, Finklestein JL, Fawzi W: Nutritional interventions in HIV-infected breastfeeding women. Ann Nestlé [Engl] 2006;65:39–48.
19 Papathakis PC, Van Loan MD, Rollins NC, et al: Body composition changes during lactation in HIV-infected and HIV-uninfected South African women. J Acquir Immune Defic Syndr 2006;43:467–474.
20 Taha TE, Kumwenda NI, Hoover DR, et al: The impact of breastfeeding on the health of HIV-positive mothers and their children in sub-Sahara Africa. Bull World Health Organ 2006; 84:546–554.
21 John-Stewart G, Mbori-Ngacha D, Ekpini R, et al; Ghent IAS Working Group on HIV in Women and Children: Breast-feeding and transmission of HIV-1. J Acquir Immune Defic Syndr 2004;35:196–202.
22 Mbori-Ngacha D, Nduati R, John G, et al: Morbidity and mortality in breastfed and formula fed infants of HIV1-infected women: a randomized clinical trial. JAMA 2001;286:2413–2420.
23 Iliff PJ, Piwoz EG, Tavengwa NV, et al; ZVITAMBO Study Group: Early exclusive breastfeeding reduces the risk of post-natal HIV-1 transmission and increase HIV-free survival. AIDS 2005;19:699–708.
24 Coutsoudis A: Influence of infant feeding patterns on early mother-to-child transmission of HIV-1 in Durban, South Africa. Ann NY Acad Sci 2000;918:136–144.
25 Coutsoudis A, Dabis F, Fawzi W, et al; Breastfeeding and IIV International Transmission Study Group: Late postnatal transmission of HIV-1 in breast-fed children: an individual patient data meta-analysis. J Infect Dis 2004;189: 2154–2166.
26 Ehrnst A, Zetterstrom R: Vertical transmission of HIV-1 infection and dilemma of infant feeding. Acta Paediatr 2003;92:990–991.
27 Bland RM, Rollins NC, Coutsoudis A, Coovadia HM; Child Health Group: Breastfeeding practices in an area of high HIV prevalence in rural South Africa. Acta Paediatr 2002;91: 704–711.
28 Coutsoudis A, Pillay K, Spooner E, et al: Morbidity in children born to women infected with human immunodeficiency virus in South Africa: does mode of feeding matter. Acta Paediatr 2003;92:890–895.
29 Rollins NC, Filteau SM, Coutsoudis A, Tomkins AM: Feeding mode, intestinal permeability, and neopterin excretion: a longitudinal study in infants of HIV-infected South African women. J Acquir Immune Defic Syndr 2001; 28:132–139.
30 Piwoz EG, Huffman SL, Quinn VJ: Promotion and advocacy for improved complimentary feeding: can we apply the lessons learned from breastfeeding? Food Nutr Bull 2004;25:303–304.
31 Gara CP, Pazvakavambwa I, Maponga CC, Gavaza P: An investigation of the factors influencing the infant feeding methods among urban Zimbabwean women in the context of HIV transmission. Cent Afr J Med 2005;51: 1–4.
32 Orne-Gliemann J, Mukotekwa T, Miller A, et al: Community-based assessment of infant feeding practices within a programme for prevention of mother-to-child HIV transmission in rural Zimbabwe. Public Health Nutr 2006; 9:563–569.
33 Doherty T, Chopra M, Nkonki L, et al: A longitudinal qualitative study of infant-feeding decision making and practices among HIV-positive women in South Africa. J Nutr 2006; 136:2421–2426.
34 Piwoz EG, Bentley ME: Women's voices, women's choices: the challenge of nutrition and HIV/AIDS. J Nutr 2005;135:933–937.
35 Bentley ME, Corneli AL, Piwoz E, et al: Perceptions of the role of maternal nutrition in HIV-positive breast-feeding women in Malawi. J Nutr 2005;135:945–949.
36 Chopra M, Piwoz E, Sengwana J, et al: Effect of a mother-to-child HIV prevention programme on infant feeding and caring practices in South Africa. S Afr Med J 2002;92:298–302.
37 Coutsoudis A: Infant feeding dilemmas created by HIV: South African experiences. J Nutr 2005;135:956–959.
38 Coutsoudis A: Breastfeeding and HIV. Best Pract Res Clin Obstet Gynaecol 2005;19:185–196.
39 Newell ML, Coovadia H, Cortina-Borja M, et al; Ghent International AIDS Society (IAS) Working Group on HIV Infection in Women and Children: Mortality of infected and uninfected infants born to HIV-infected mothers in Africa: a pooled analysis. Lancet 2004;364: 1236–1243.
40 Rollins N, Meda N, Becquet R, et al; Ghent IAS Working Group on HIV in Women and Children: Preventing postnatal transmission of HIV-1 through breastfeeding: modifying infant feeding practices. J Acquir Immune Defic Syndr 2004;35:188–195.
41 Israel-Ballard K, Chantry C, Dewey K, et al: Viral, nutritional and bacterial safety of flash-heated and Pretoria-pasteurized breast milk to prevent mother-to-child transmission of HIV in resource-poor countries: a pilot study. J Acquir Immune Defic Syndr 2005;40:175–181.
42 McDonald C, Curtis H, de Ruiter A, et al: National review of maternity care for women with HIV infection. HIV Med 2006;7:275–280.
43 Giles ML, Garland SM, Grover SR, et al: Impact of an education campaign on management in pregnancy of women infected with blood-borne virus. Med J Aust 2006;184:389–392.
44 Piwoz EG, Ross JB: Use of population-specific infant mortality rates to inform policy decisions regarding HIV and infant feeding. J Nutr 2005;135:1113–1119.
45 De Paoli MM, Manongi R, Klepp KI: Counsellors' perspectives on antenatal HIV testing and infant feeding dilemmas facing women with HIV in northern Tanzania. Reprod Health Matters 2002;10:144–156.
46 Piwoz EG, Ferguson YO, Bentley ME, et al; UNC Project BAN Study Team: Differences between international recommendations on breastfeeding in the presence of HIV and the attitudes and counselling messages of health workers in Lilongwe, Malawi. Int Breastfeed J 2006;1:2.
47 Piwoz EG, Iliff PJ, Tavengwa N, et al: An education and counseling program for preventing breastfeeding associated HIV transmission in Zimbabwe: design and impact on maternal knowledge and behavior. J Nutr 2005;135:950–955.
48 Coutsoudis A, Goga AE, Rollins N, Coovadia HM: Free formula milk for infants of HIV-infected women: blessing or curse? Health Policy Plan 2002;17:154–160.
49 Abiona TC, Onayade AA, Ijadunola KT, et al: Acceptability, feasibility and affordability of infant feeding options for HIV-infected women: a qualitative study in south-west Nigeria. Matern Child Nutr 2006;2:135–144.
50 Piwoz EG, Ross J, Humphrey J: Human immunodeficiency virus transmission during breastfeeding: knowledge, gaps and challenges for the future. Adv Exp Med Biol 2004;554: 195–210.

Annales Nestlé

Ann Nestlé [Ger] 2007;65:39–47
DOI: 10.1159/000128919

Ernährungsinterventionen bei HIV-infizierten stillenden Müttern

Saurabh Mehta[a, b] Julia L. Finkelstein[a] Wafaie W. Fawzi[a, b]

Departments of [a]Nutrition and [b]Epidemiology, Harvard School of Public Health, Boston, Mass., USA

Schlüsselwörter
Ernährung · HIV · AIDS · Multivitamine · Stillen

Zusammenfassung
Stillen gilt international als der Goldstandard der Säuglingsernährung, da es bekanntermassen das Risiko der Säuglingsmorbidität und -mortalität senkt und das Wachstum und die Entwicklung von Kindern verbessert. Bei HIV-Infektionen jedoch erhöht sich das Risiko einer Mutter-Kind-Übertragung (vertikale Transmission) der HIV-Infektion durch das Stillen beträchtlich und zwar proportional zur Stilldauer. Die Empfehlung der Weltgesundheitsorganisation (WHO) lautet folglich, dass Stillen durch HIV-infizierte Mütter vermieden werden sollte, wenn adäquate, finanzierbare, nachhaltige und sichere Alternativen für die kindliche Entwicklung zur Verfügung stehen. Die Akzeptanz der künstlichen Säuglingsmilchnahrung in Entwicklungsregionen, wie z.B. Subsahara Afrika, ist leider gering, was einerseits an den hohen Kosten liegt und andererseits an dem sozialen Stigma, mit dem das Nicht-Stillen behaftet ist. Ausserdem kann in Umgebungen mit unzureichenden hygienischen Bedingungen die Ernährung mit Säuglingsmilchnahrung eine höhere Säuglingsmorbidität und -mortalität zur Folge haben. Folglich wird in den Entwicklungsregionen dieser Welt nach wie vor ein Grossteil der HIV-Infektionen bei Kindern durch Stillen übertragen. Einige Beobachtungsstudien, welche die Rolle des Ernährungsstatus im Rahmen der vertikalen HIV-Transmission untersuchten, fanden heraus, dass niedrige Vitamin A-Konzentrationen im Blutserum mit einem erhöhten Risiko für eine Mutter-Kind-Übertragung einhergingen. Laut zwei in Malawi und Südafrika durchgeführten Studien wirkte sich das Vitamin A jedoch nicht signifikant auf die vertikale Transmission aus, während zwei in Tanzania und Simbabwe durchgeführte Studien ergaben, dass das Risiko einer vertikalen HIV-Transmission bei Müttern, die eine Supplementierung mit Vitamin A erhielten, beträchtlich erhöht war. Bei einer in Tanzania durchgeführten Studie senkte eine Supplementierung mit Multivitaminen (Vitamine B, C und E) bei Frauen mit einem beeinträchtigten Ernährungs- und Immunstatus neben weiteren gesundheitlichen Nutzwirkungen, wie z.B. einer geringeren Rate an Fehlgeburten und einer langsameren Krankheitsprogression bei der Mutter, das Risiko der HIV-Übertragung durch Stillen. Insgesamt jedoch gibt es keine Belege, die für eine Supplementierung von Vitamin A bei HIV-infizierten Schwangeren sprechen. Eine Supplementierung mit Multivitaminen, d.h. mit den Vitaminen B, C und E, wird jedoch dringend empfohlen. Zur Untersuchung, welche Rolle die anderen Nährstoffe bei der vertikalen HIV-Transmission durch das Stillen und für die allgemeine Gesundheit von HIV-infizierten Müttern und ihren Säuglingen spielen, bedarf es weiterer Forschungsbemühungen. In Umgebungen, in denen vernünftige Alternativen zum Stillen nicht realisierbar sind, gilt die Empfehlung, dass HIV-infizierte Frauen ihre Kinder sechs Monate lang stillen und dann schnell abstillen und mit einer optimal auf die kindliche Gesundheit abgestimmten Ergänzungsnahrung füttern sollen.

Einleitung

Täglich infizieren sich weltweit schätzungsweise 1 800 Kinder mit HIV, so dass sich die Zahl der Neuinfektionen bei Kindern auf ca. 650 000 und die Zahl der AIDS-bedingten Todesfälle auf 500 000 pro Jahr beläuft [1, 2]. Der Grossteil der weltweit durch HIV/AIDS verursachten Krankheitslast bei Kindern, nämlich mehr als 85% der HIV-Neuinfektionen bei Kindern weltweit, tritt in Subsahara-Afrika auf. Im Jahr 2003 wurden 6,5% der in Afrika bei Kindern unter 5 Jahren auftretenden Todesfälle durch AIDS verursacht, während diese Rate

KARGER

Fax +41 61 306 12 34
E-Mail karger@karger.ch
www.karger.com

0250–9652/07/0651–0039$23.50/0

Online-Zugriff auf:
www.karger.com/and

Wafaie W. Fawzi, MD, DrPH
Department of Nutrition, Building II Room 329A
Harvard School of Public Health, 651 Huntington Avenue
Boston, MA 02115 (USA)
Tel. +1 617 432 5299, Fax +1 617 432 2435, E-Mail mina@hsph.harvard.edu

1990 noch bei 2% lag [2]. Die meisten HIV-Infektionen bei Kindern entstehen mittels Mutter-Kind-Übertragung im Mutterleib, bei der Geburt oder durch das Stillen.

In den Industrienationen gelang es, durch Behandlungsstrategien, wie z.B. die antiretrovirale Therapie (ART) und eine ausschliessliche Ernährung mit Säuglingsmilchnahrung, die Rate der vertikalen HIV-Transmission erfolgreich auf unter 2% zu senken [3]. Da in den Entwicklungsregionen Behandlungsstrategien wie die ART und Ernährungsinterventionen fehlen, beläuft sich dort das Risiko der Mutter-Kind-Übertragung bei HIV-Infektionen jedoch auf 25–48% [4]. Tatsächlich werden in Entwicklungsländern immer noch 300 000 der jährlichen HIV-Neuinfektionen bei Kindern bzw. ungefähr 40% aller vertikalen HIV-Transmissionen durch das Stillen verursacht [5].

Die Empfehlungen der Weltgesundheitsorganisation (WHO) lauten folglich, dass Stillen durch HIV-infizierte Mütter vermieden werden sollte, wenn adäquate, finanzierbare, nachhaltige und sichere Alternativen für die kindliche Entwicklung zur Verfügung stehen [6]. Eine ausschliessliche Ernährung mit Ersatznahrung ist jedoch im Allgemeinen in weniger entwickelten Regionen aufgrund des Mangels an Trinkwasser, der unzureichenden hygienischen Bedingungen, der hohen Kosten der Säuglingsersatznahrung, des mit dem Nichtstillen behafteten sozialen Stigmas und des erhöhten Risikos der Säuglingsmorbidität und -mortalität nicht realisierbar [7–9]. Ferner herrscht in Entwicklungsregionen ein Mangel an pränatalen Versorgungsleistungen, u.a. an freiwilligen HIV-Beratungsleistungen, HIV-Tests und ART. Während die HIV-Seroprävalenz in den Geburtskliniken in vielen Ländern Subsahara-Afrikas beispielsweise auf zwischen 15 und 30% geschätzt wird, gehen die Schätzungen davon aus, dass die durchschnittliche Versorgungsrate bei der Prävention der Mutter-Kind-Übertragung bei unter 6% liegt [2]. Präventivmassnahmen, u.a. Säuglingsernährung, Ernährungsberatung und die Verfügbarkeit der ART, gewinnen hier zunehmend an Bedeutung als Massnahmen zur Senkung der vertikalen HIV-Transmission und Verbesserung der Gesundheit von Mutter und Kind.

Dieser Beitrag untersucht die Rolle der Ernährung bei HIV-infizierten stillenden Müttern und ihren Kindern. Der Artikel gibt anfangs einen kurzen Überblick über die Vorteile des Stillens und die allgemeinen Ernährungsempfehlungen während der Laktation. Die Zusammenhänge zwischen Ernährung, HIV und Stillen werden mittels Überprüfung der aus Beobachtungsstudien und randomisierten Studien zur Verfügung stehenden Belege geprüft. Zum Abschluss erörtert dieser Artikel, wie sich diese Ergebnisse auf die klinische und die öffentliche Gesundheit auswirken.

Stillen bei nicht HIV-infizierten Frauen

Die Vorteile des Stillens

Stillen ist aufgrund der vielen Vorteile für Mutter und Kind nachgewiesenermassen der internationale Goldstandard der Säuglingsernährung. Zu den Vorteilen für die Mutter zählen der Abstand zwischen den Geburten, das psychische Wohlbefinden und die Tatsache, dass stillende Mütter schneller wieder ihr normales Gewicht vor der Schwangerschaft erreichen, ein geringeres Risiko für postpartale Blutungen haben und vor der Menopause niedrigere Raten an Brust- und Eierstockkrebs aufweisen [10].

Für das gestillte Kind ist das Stillen sowohl vom Gesichtspunkt der Ernährung als auch immunologisch gesehen von Nutzen, was sich u.a. in einer niedrigeren Morbiditäts- und Mortalitätsrate aufgrund von Durchfallerkrankungen und akuten respiratorischen Infektionen äussert [11]. So ist z.B. die auf Durchfallerkrankungen und Lungenentzündung zurückzuführende Mortalitätsrate bei Säuglingen in Entwicklungsländern, die mit Säuglingsmilchnahrung gefüttert werden, um das Drei- bis Zehnfache höher als bei ausschliesslich gestillten Säuglingen [12, 13]. Laut einem jüngeren Bericht könnten alleine durch Programme zur Stillförderung schätzungsweise direkt 1,3 Millionen Todesfälle bei Kindern pro Jahr verhindert werden [14]. Es wurde der Nachweis erbracht, dass dieses mit der Ernährung mit Säuglingsmilchnahrung in Zusammenhang gebrachte, erhöhte Morbiditäts- und Mortalitätsrisiko aufgrund von Infektionskrankheiten auch dann besteht, wenn ein bescheidener Zugang zu trinkbarem Wasser und hygienischen Verhältnissen gewährleistet ist [15]. Eine mögliche Erklärung für diese Beobachtung ist, dass die mit Säuglingsmilchnahrung ernährten Säuglinge nicht in den Genuss der immunologischen Vorteile der Muttermilch kommen, zu denen u.a. auch die Versorgung mit Zytokinen und Antikörpern zählen [16–18]. Stillen vermittelt ferner viele Vorteile bezüglich Säuglingswachstum und Säuglingsentwicklung, u.a. eine verbesserte neurokognitive Funktion bei Frühgeborenen mit niedrigem Geburtsgewicht [19], die wahrscheinlich auf die in der Muttermilch enthaltenen, mehrfach ungesättigten Fettsäuren zurückzuführen ist [20]. Ferner verringert sich durch das Stillen bei Säuglingen das Risiko für Mittelohrentzündungen und Harnwegsinfektionen [10, 13, 21].

Ernährungsempfehlungen während der Stillzeit

Der Nährstoffbedarf, der zur Unterstützung des mütterlichen Stoffwechsels und des Wachstums und der Entwicklung von Säuglingen gedeckt werden sollte, ist in der Stillzeit höher als in der Schwangerschaft. Säuglinge verdoppeln beispielsweise in den ersten 4–6 Lebensmonaten ihr Geburtsgewicht [22]. Auch die Mutter hat in der Stillzeit einen direkt proportional zur Stillintensität und -dauer erhöhten Bedarf an Makronährstoffen. Die aktuellen Richtlinien empfehlen in den ersten sechs Monaten der Stillzeit eine zusätzliche Energieaufnahme von 500 kcal/Tag und in der Folge eine zusätzliche Energieaufnahme von 400 kcal/Tag [22, 23].

Auch der Bedarf an Mikronährstoffen ist bei Mutter und Kind in der Stillzeit erhöht. Bei unzureichender Kalorienaufnahme nimmt die Mutter möglicherweise zu wenig Kalzium, Magnesium, Zink, Folsäure und Vitamin B6, B12 und D auf [24]. Insbesondere bei stillenden Frauen, die keine tierischen Produkte zu sich nehmen, kann eine Supplementierung mit den Vitaminen B12 und D während der Stillzeit notwendig sein [22, 24]. Die Forschung konzentriert sich bisher in erster

Linie auf die Rolle des Vitamins B12 und der Folsäure, da diese mit offenen kongenitalen Defekten in Verbindung gebracht werden. Wie sich ein Mangel an Mikronährstoffen während der Stillzeit auf die Gesundheit der Mutter und des Kindes auswirkt, ist bisher jedoch weitgehend unerforscht.

Stillen durch HIV-infizierte Frauen

Vertikale HIV-Übertragung durch Stillen

Eine vertikale HIV-Übertragung über die Muttermilch wurde erstmals festgestellt, als gestillte Säuglinge mit dem HI-Virus infiziert wurden, deren Mütter selbst erst nach der Entbindung entweder über Geschlechtsverkehr oder durch eine Bluttransfusion HIV-positiv wurden [25, 26]. Spätere Berichte über Säuglinge, bei denen keine sonstigen Quellen der HIV-Exposition bekannt waren und die sich über das Stillen durch eine Amme bzw. über gespendete Frauenmilch aus Sammelstellen mit dem HI-Virus infizierten, bekräftigten diese Vermutung [27].

Wie bereits erwähnt, gelang es in Industrienationen, wie z.B. den Vereinigten Staaten von Amerika, die Mutter-Kind-Übertragung von HIV dank Interventionen, wie z.B. der antiretroviralen Therapie (ART) und der ausschliesslichen Ernährung mit Säuglingsmilchnahrung, auf Raten von unter 2% zu senken [3]. In Entwicklungsländern, in denen das Stillen weit verbreitet ist und eine hohe Prävalenz der HIV-Infektionen vorliegt, ist der proportionale Anteil der auf eine Mutter-Kind-Übertragung zurückzuführenden HIV-Infektionen jedoch beträchtlich grösser.

Das Risiko der Mutter-Kind-Übertragung von HIV über das Stillen wird sowohl durch Faktoren, die von der Mutter ausgehen, als auch durch Faktoren, die vom Säugling ausgehen, beeinflusst. Zu den Faktoren, die von der Mutter ausgehen und die Wahrscheinlichkeit einer vertikalen HIV-Transmission erhöhen, zählen u.a. ein hoher HIV-RNA-Spiegel im Blutplasma und in der Frauenmilch, ein geschwächter Immunstatus (z.B. eine niedrige CD4-Zellzahl), eine fortgeschrittene klinische Erkrankung und ein schlechter Ernährungsstatus [28–30]. Auch die Merkmale des Virus können das Risiko einer Mutter-Kind-Übertragung des HI-Virus erhöhen. So wurden beispielsweise in einer Studie an HIV-infizierten Müttern und ihren Säuglingen nur Viren, die nicht Synzytien-induzierend waren und einen ausgeprägteren Tropismus für Makrophagen zeigten, an gestillte Säuglinge übertragen [31, 32]. Entzündungen, wie z.B. Mastitis und Brustabszesse der Mutter, tragen ebenfalls zum Risiko einer viralen Exposition mit nachfolgender HIV-Übertragung bei [33, 34]. Zu den Faktoren, die vom Säugling ausgehen und sich ebenfalls auf das Risiko einer Exposition gegenüber dem HI-Virus und einer Virusübertragung auswirken, zählen u.a. eine orale Candidiasis und Mundgeschwüre [33, 34] sowie die Integrität des Epithels im Gastrointestinaltrakt [35].

Auch die Form der Säuglingsernährung wirkt sich auf das Risiko einer vertikalen HIV-Übertragung aus. In mehreren Studien wurde belegt, dass die Rate der HIV-Übertragung während der gesamten postnatalen Periode kumulativ mit der Stilldauer ansteigt [36, 37]. Dies ist wahrscheinlich auf die erhöhte Exposition des Säuglings gegenüber dem Virus zurückzuführen. In der Multi-Site-Studie «Breastfeeding and HIV International Transmission Study» beispielsweise betrug die Rate der HIV-Übertragung durch Stillen bei Säuglingen, die im Alter von 4 Wochen HIV-negativ waren, 0,74% pro Monat bzw. belief sich das Risiko bei einer Stilldauer von 6 Monaten auf 4% [5].

Auch der Zeitpunkt der Serokonversion der Mutter kann sich auf das Risiko der vertikalen HIV-Übertragung auswirken. Im Rahmen einer prospektiven Kohortenstudie in Ruanda zum Beispiel beobachteten Wissenschaftler bei den Kindern von Müttern, bei denen die Serokonversion innerhalb von drei Monaten nach der Entbindung eintrat, eine HIV-Übertragungsrate von 80%, wohingegen diese Rate bei Kindern von Müttern, bei denen die Serokonversion zwischen dem 4. und 21. Monat nach der Geburt eintrat, nur 40% betrug [38]. Es gibt jedoch Berichte über HIV-Übertragungen, die bis zu 36 Monate nach der Entbindung stattfanden [39].

Die Ernährungsform des Säuglings wirkt sich ebenfalls auf die Wahrscheinlichkeit einer vertikalen HIV-Übertragung aus; mehrere Studien haben beispielsweise den Nachweis erbracht, dass das Risiko für eine HIV-Übertragung bei der Ernährungsform des Stillens mit Beikost grösser ist als bei ausschliesslichem kurzen Stillen und Ernährung mit Säuglingsmilchnahrung [40–42]. Diese und andere Studien, welche die von den Müttern und Säuglingen ausgehenden Faktoren mit dem Risiko der vertikalen HIV-Übertragung durch Stillen in Zusammenhang brachten, wurden detailliert von Downs und Cooper überprüft [43].

Auswirkungen des Stillens auf den Ernährungsstatus und die Mortalität bei HIV-infizierten Frauen

Bezüglich der Auswirkungen des Stillens auf die Gesundheit HIV-infizierter Mütter wurden mehrere Beobachtungsstudien und randomisierte Studien durchgeführt. Eine südafrikanische Beobachtungsstudie verglich beispielsweise den Ernährungsstatus und die Körperzusammensetzung von 44 HIV-negativen und 17 HIV-positiven stillenden Frauen. Hinsichtlich Gewicht, Body-Mass-Index, Armumfang gemessen an der Oberarmmitte oder Hautfaltendicke am Trizeps wurden keine signifikanten Unterschiede zwischen den HIV-negativen und den HIV-positiven, stillenden Müttern beobachtet [44].

Eine in Kenia durchgeführte, randomisierte klinische Studie teilte 425 HIV-infizierte Frauen in zwei Studienarme ein. In einem der beiden Studienarme stillten die Frauen ihre Säuglinge und im anderen Studienarm wurden die Säuglinge mit Säuglingsmilchnahrung ernährt. Die Forscher verglichen das Gewicht der Mutter bei der Baseline-Untersuchung (d.h. 2 Wochen bis 3 Monate nach der Entbindung) und bei der Follow-up-Untersuchung (d.h. 5–9 Monate nach der Entbindung) und bewerteten die Mortalität während des gesamten Follow-up-Zeitraums. Die stillenden Mütter nahmen im Durchschnitt 0,17 kg/Monat ab, während die Frauen in der Gruppe, in der die Säuglinge mit Säuglingsmilchnahrung ernährt wurden, im Durchschnitt nicht an Gewicht abnahmen ($p = 0,03$) [45]. Ferner war das Mortalitätsrisiko in der Gruppe der stillenden Mütter um das Dreifache höher als in der Gruppe, in der die

Säuglinge mit der Säuglingsmilchnahrung ernährt wurden. Die Forscher vermuteten, dass der beobachtete Mortalitätsanstieg in der stillenden Gruppe auf einen Nährstoffverlust bei den Müttern zurückzuführen sei. Der beobachtete Zusammenhang zwischen der Ernährungsform des Kindes und dem späteren Mortalitätsrisiko der Mutter ist jedoch möglicherweise durch eine schlechte Compliance abgeschwächt, die sich nachteilig auf die Interpretierbarkeit der Ergebnisse auswirkt. So stillten z.B. 4% der Frauen in der Stillgruppe ihre Säuglinge nicht und 29% der Frauen in der Gruppe, in der die Säuglinge mit Säuglingsmilchnahrung ernährt werden sollten, stillten ihre Kinder zusätzlich. Ferner lagen bei der Baseline-Untersuchung auch signifikante Unterschiede zwischen diesen beiden Studienarmen, d.h. der Gruppe, in der die Säuglinge gestillt wurden, und der Gruppe, in der die Säuglinge mit Säuglingsmilchnahrung ernährt wurden, vor, u.a. eine höhere mittlere Viruslast im Blutplasma der in die Stillgruppe randomisierten Frauen, von der man erwarten würde, dass sie zu einem erhöhten Risiko der vertikalen HIV-Übertragung in dieser Gruppe führt. Ferner war auch die Rate der intrauterinen HIV-Übertragung in der Gruppe der stillenden Mütter höher, was möglicherweise auf eine fortgeschrittene Erkrankung bei diesen Frauen schliessen lässt. Die Autoren lieferten jedoch keine Informationen über das Stadium der klinischen Erkrankungen in den beiden Gruppen [46]. Ferner gibt es keine plausiblen biologischen Mechanismen, die als Erklärung für die Auswirkungen des Stillens auf die Mortalität der Mütter dienen könnten [47].

Der Zusammenhang zwischen Stillen einerseits und Mortalitätsrisiko andererseits wurde in anderen Feldstudien mit HIV-positiven, stillenden Müttern nicht bestätigt. So wirkte sich der Stillstatus beispielsweise in einer an 566 HIV-infizierten Frauen in Südafrika durchgeführten Studie nicht auf das Mortalitätsrisiko der Mutter aus: Bei den Frauen, die irgendwann einmal gestillt hatten, betrug die Mortalität 2 aus 410 (0,49%) und bei Frauen, die niemals gestillt hatten, 3 aus 156 (1,92%) [47]. Auch in einer Kohorte von Frauen aus Tanzania zeigte sich kein Zusammenhang zwischen Stillstatus bzw. Stilldauer und Mortalitätsrisiko, Gewichtsverlust, Anämie oder Veränderungen der CD4-Zellzahl der Mutter [48]. Studien aus Sambia [49] und Malawi [50] sowie eine von der Gruppe der «Breastfeeding and HIV International Transmission Study» durchgeführte Multi-Site-Studie ergaben ebenfalls keinen Zusammenhang zwischen dem Stillstatus und dem Mortalitätsrisiko der Mütter [51].

Die Rolle der Ernährung bei HIV-infizierten stillenden Müttern

Man geht davon aus, dass eine bessere Ernährung der Mütter eine zweifache Nutzwirkung hat. Erstens reduziert sie möglicherweise entweder als Begleitbehandlung bei bereits antiretroviral behandelten Frauen oder als alleinige Behandlung bei Frauen in einem Krankheitsstadium, in dem noch keine ART erforderlich ist, die vertikale HIV-Übertragung durch das Stillen. Zweitens verbessern Ernährungsinterventionen wahrscheinlich den Gesundheitsstatus und die Lebensqualität der Mütter sowie das Wachstum und die Entwicklung der Säuglinge. Kontrollierte Studien an HIV-infizierten Männern und Frauen in Kanada [52], Thailand [53] und Tanzania [54] und mehrere gut geplante Beobachtungsstudien [55] belegen beispielsweise die Nutzwirkung einer Supplementierung mit Mikronährstoffen auf den klinischen Fortschritt der HIV-Erkrankung. Ernährungsinterventionen, wie z.B. die Supplementierung mit Mikronährstoffen, können sich daher bei HIV-infizierten stillenden Frauen als eine nützliche Begleittherapie der ART oder als nützliche alleinige Behandlung zur Förderung eines besseren Gesundheitsstatus bei Mutter und Kind erweisen.

Es gibt mehrere potenzielle Mechanismen, mittels welcher eine der Mutter verabreichte Nährstoffsupplementierung Nutzwirkungen sowohl für die Mutter als auch für die Kinder entfaltet, u.a. einen verbesserten Gesundheitsstatus und ein verringertes Risiko der vertikalen HIV-Transmission. Mikronährstoffe sind beispielsweise wichtig, um die Integrität des Epithels des mütterlichen Brustgewebes zu fördern, die sich auf die virale Exposition des Säuglings und das Risiko der HIV-Übertragung auswirkt. Mehrere Studien haben insbesondere belegt, dass ein Vitamin A-Mangel in den Epithelzellen des Brustgewebes zu unregelmässig geformten Zellkolonien mit abnormer Polarität bzw. abnormen TJ-Proteinen führt [56–58]. Ebenso kann eine Supplementierung mit Mikronährstoffen die Integrität der Schleimhaut des Gastrointestinaltrakts des Säuglings stärken und sich auf die Funktion der T- und B-Zellen bei Mutter und Säugling auswirken [59–61]. Diese Auswirkungen verringern möglicherweise später die Anfälligkeit für eine HIV-Infektion. In einer südafrikanischen Studie an Kindern von Müttern, die bereits bei der Entbindung HIV-positiv waren, zeigte sich beispielsweise bei Vorliegen von Reaktionen der T-Helfer-Zellen auf die HIV-Hüllproteine im Nabelschnurblut eine Schutzwirkung bezüglich der HIV-Übertragung während der Entbindung oder durch das Stillen [62]. Muttermilch erweist sich ferner sowohl im Hinblick auf die Ernährung als auch immunologisch gesehen als vorteilhaft für das gestillte Kind. Sie enthält u.a. Faktoren, die vor einer HIV-Infektion schützen können, wie z.B. Immunoglobuline, Lactoferrin, Lysozym, Oligosaccharide und Glycosaminoglykane. Die Nutzen dieser immunologischen Faktoren in der Muttermilch werden möglicherweise durch eine Verbesserung des Ernährungsstatus der Mutter mittels Mikronährstoffsupplementierung noch verstärkt [59, 63].

Auswirkung des Ernährungsstatus der Mutter auf die vertikale HIV-Transmission durch das Stillen

Beobachtungsstudien

Es gibt nur sehr wenige Forschungsarbeiten über die Rolle der Ernährung als eine der Determinanten der gesundheitlichen Outcomes bei HIV-positiven stillenden Frauen und ihren Kindern. Die überwiegende Zahl der Beobachtungsstudien untersucht, welche Rolle die Mikronährstoffe bei der Mutter-Kind-Übertragung des HI-Virus insgesamt spielen und konzentriert sich dabei insbesondere auf das Vitamin A. Im Rahmen dieses Artikels haben wir Beobachtungsstudien geprüft, die sich mit der gesamten vertikalen HIV-Transmission beschäftigten, zu der die intrauterin, die während der Geburt und die durch das Stillen erworbene HIV-Infektion zählt. Obwohl diese Studien nicht speziell auf die Untersuchung der HIV-Transmission durch das Stillen ausgelegt waren, wurden sechs Wochen nach der Entbindung doch bestimmte Outcomes untersucht, bei denen auch die HIV-Übertragung durch das Stillen eine gewisse Rolle spielen würde.

In Kenia wurde eine Beobachtungsstudie zur Bewertung des Zusammenhangs zwischen dem Vitamin A-Status der Mutter und dem Risiko der vertikalen HIV-Transmission durchgeführt. Die Forscher untersuchten insgesamt 212 Frauenmilchproben von 107 HIV-infizierten stillenden Müttern. In der Gesamtprobe wurde kein Zusammenhang zwischen dem Vitamin A-Status der Mutter und dem Vorliegen der HIV-DNA in der Frauenmilch festgestellt. In einer Teilprobe von Frauen mit geschwächter Immunabwehr jedoch wurde ein niedriger Vitamin A-Spiegel (<20 μg/dl) im Blutserum mit einem um das Zwanzigfache erhöhten Risiko für nachweisbare HIV-DNA in der Muttermilch in Verbindung gebracht (d.h. CD4-Zellzahlen von $<400/mm^3$; Odds Ratio = 19,7, 95% Konfidenz-Intervall [95% CI] 2,1, 188,5) [64].

In Malawi wurde eine Studie durchgeführt, die den Zusammenhang zwischen dem Vitamin A-Status der Mutter und der vertikalen HIV-Transmission untersuchte. Ausgehend von 338 HIV-infizierten schwangeren Frauen betrug die kumulative Rate der Mutter-Kind-Übertragung 12 Monate nach der Geburt 21,9%. Die beobachteten Raten der vertikalen HIV-Transmission waren bei den Frauen mit den niedrigsten Vitamin A-Spiegeln im Blutserum am höchsten [65].

Der beobachtete Zusammenhang zwischen dem Vitamin A-Status der Mutter und dem Risiko der vertikalen HIV-Transmission ist möglicherweise auf wechselnde Confounder zurückzuführen. So kann eine Infektion beispielsweise dazu führen, dass die Vitamin A-Speicher in der Leber schlechter mobilisiert werden, was wiederum einen niedrigeren Vitamin A-Spiegel im Blutserum zur Folge hat [66, 67]. Niedrige Vitamin A-Spiegel sind daher möglicherweise Marker einer fortgeschritteneren HIV-Erkrankung, was wiederum das höhere Risiko für eine HIV-Übertragung erklären würde. Möglicherweise wirken auch weitere, in diesen Beobachtungsstudien nicht untersuchte Faktoren, wie z.B. ein Mangel an anderen Nährstoffen, opportunistische Infektionen und ein begrenzter Zugriff auf Leistungen des Gesundheitssystems, als Störfaktoren (Residual Confounding). Eine weitere Einschränkung dieser Beobachtungsstudien besteht darin, dass die Übertragungswege und der Zeitpunkt der vertikalen HIV-Transmission nicht untersucht wurden, was wiederum eine Interpretation der Ergebnisse hinsichtlich der spezifischen Rolle des Stillens im Rahmen der vertikalen HIV-Transmission erschwert.

Supplementierungsstudien

Die Ergebnisse und Einschränkungen der oben angeführten Beobachtungsstudien veranlassten die Durchführung randomisierter kontrollierter Studien, um den Zusammenhang zwischen Nährstoffsupplementierung und gesundheitlichen Outcomes bei Mutter und Kind im Falle HIV-positiver Frauen näher zu untersuchen.

In einer südafrikanischen Studie erhielten 728 HIV-positive schwangere Frauen vor der Entbindung randomisiert entweder eine tägliche Vitamin A-Supplementierung oder ein Placebo. Als Vitamin A-Supplementierung wurden während des gesamten letzten Drittels der Schwangerschaft 5 000 IE Vitamin A (1,67 mg Retinoläquivalent) und 30 mg Beta-Karotin (5 mg Retinoläquivalent) sowie bei der Entbindung 200 000 IE Vitamin A verabreicht. Drei Monate nach der Entbindung wurden zwischen den beiden Gruppen keine Unterschiede hinsichtlich des Risikos einer HIV-Infektion bzw. der fetalen Mortalität oder der Säuglingssterblichkeit festgestellt [68]. In einer Teilgruppe bestehend aus 551 HIV-infizierten schwangeren Frauen, die nach der Entbindung 15 Monate lang bzw. bis zum Abstillen beobachtet wurden, senkte eine Vitamin A-Supplementierung vor der Entbindung das Risiko einer vertikalen HIV-Transmission durch das Stillen nicht [42]. Eine Analyse der in der Frauenmilch einer Untergruppe bestehend aus 79 HIV-infizierten Frauen enthaltenen HIV-RNA-Spiegel ergab einen starken Zusammenhang zwischen der Virenlast und dem Risiko der Mutter-Kind-Übertragung von HIV. Eine Vitamin A-Supplementierung der Mutter führte jedoch nicht zu einem signifikant geringeren Risiko der vertikalen HIV-Transmission [69].

In einer in Malawi durchgeführten Studie erhielten 697 HIV-infizierte schwangere Frauen während der gesamten Schwangerschaft bis zur Entbindung randomisiert täglich entweder Eisen und Folsäure alleine oder in Kombination mit Vitamin A (3 mg Retinol). Alle Frauen erhielten ausserdem im Rahmen der normalen Versorgung 6 Wochen nach der Entbindung 30 mg Retinol. Hinsichtlich der Gesamtraten der vertikalen HIV-Transmission war zwischen den beiden Gruppen zu den Zeitpunkten 6 Wochen (Vitamin A 26,6%, Placebo 27,8%; p = 0,76) bzw. 24 Monate nach der Geburt (Vitamin A 27,7%, Placebo 32,8%, p = 0,21) kein Unterschied festzustellen. Eine Vitamin A-Supplementierung der Mutter wurde jedoch bei einer Untergruppe von Säuglingen, die bei einer im Alter von sechs Wochen durchgeführten Polymerase-Kettenreaktion HIV-negativ waren, mit einer geringeren vertikalen Transmissionsrate in Verbindung gebracht. Diese Wirkung war voraussichtlich auf eine Senkung der HIV-Transmission durch das Stillen zurückzuführen (2,8 vs. 7,7% im Alter von 24 Monaten; p = 0,04). Der Stillstatus wurde jedoch in dieser Studie nicht spezifisch untersucht, was die Interpretation der Ergebnisse erschwert [70]. Die Autoren fanden ferner heraus, dass sich eine Vitamin A-Supplementierung der Mutter in der Schwangerschaft bei einer Untergruppe dieser Frauen nicht signifikant auf die Höhe der HIV-Last in der Muttermilch auswirkte [33].

Bei der ZVITAMBO-Studie in Simbabwe wurden HIV-infizierte Mütter und ihre Säuglinge innerhalb von 96 Stunden nach der Entbindung nach einem «2 × 2-Faktoren-Design» in vier Studienarme randomisiert und erhielten entweder täglich eine hohe Einzeldosis Vitamin A oder ein Placebosupplement. Die vier unterschiedlichen Studienarme waren: Vitamin A für Mutter und Säugling; Vitamin A für die Mutter und Placebo für den Säugling; Placebo für die Mutter und Vitamin A für den Säugling, Placebo für Mutter und Kind. Insgesamt wurden 2 060 HIV-negative Säuglinge nach der Entbindung beobachtet, um die HIV-Transmissionsrate nach der Entbindung zu bewerten (d.h. die Serokonversion bei Säuglingen, die 6 Wochen nach der Entbindung HIV-negativ waren). Während des

Beobachtungszeitraums fand bei 12,1% der Säuglinge eine Serokonversion statt; eine Supplementierung mit hohen Einzeldosen Vitamin A senkte das Risiko einer postnatalen HIV-Transmission nicht [71]. Vitamin A wirkte sich ferner auch nicht auf die Mortalität von Säuglingen aus, bei denen der HIV-Nachweis mittels Polymerase-Kettenreaktion (PCR) bei der Baseline-Untersuchung positiv war. Bei der Gruppe von Säuglingen mit negativem PCR-Nachweis bei der Baseline-Untersuchung, aber positivem PCR-Nachweis 6 Wochen nach der Geburt reduzierte die Vitamin A-Supplementierung in der Neonatalperiode die Säuglingssterblichkeit um 28% ($p = 0{,}01$), obwohl sich die Supplementierung der Mutter nicht auf die Mortalität dieser Säuglinge auswirkte. Im Gegensatz dazu bewirkte eine Vitamin A-Supplementierung der Mutter und des Säuglings bei Säuglingen, bei denen der HIV-Nachweis mittels PCR im Alter von 6 Wochen negativ war, eine signifikante Zunahme der Mortalität um das Doppelte ($p \leq 0{,}05$).

Bei der Trial of Vitamins (TOV)-Studie in Dar es Salaam, Tanzania, wurden 1 078 HIV-infizierte schwangere Frauen zwischen der 12. und 27. Schwangerschaftswoche nach einem «2 × 2-Faktoren-Design» in vier Studienarme randomisiert und erhielten täglich entweder eine Supplementierung mit Vitamin A, Multivitaminen oder einer Kombination aus Vitamin A und Multivitaminen oder ein Placebo. Die Vitamin A-Supplementierung bestand aus 30 mg Beta-Karotin (5 mg Retinoläquivalent) und 5 000 IE vorgeformtes Vitamin A (1,667 mg Retinoläquivalent); die Multivitaminsupplementierung umfasste einen Vitamin B-Komplex und die Vitamine C und E (20 mg Thiamin, 20 mg Riboflavin, 25 mg Vitamin B_6, 100 mg Niacin, 50 µg Vitamin B_{12}, 500 mg Vitamin C, 30 mg Vitamin E und 0,8 mg Folsäure). Die in die Behandlungsarme mit Vitamin A-Supplementierung randomisierten Gruppen erhielten ausserdem bei der Entbindung eine orale Dosis Vitamin A (200 000 IE), während Frauen in den Behandlungsarmen mit Multivitamin- und Placebo-Supplementierung stattdessen ein Placebo erhielten. Alle Frauen erhielten ausserdem im Rahmen der normalen Vorsorge 120 mg zweiwertige Eisen (II)-Tabletten und 5 mg Folsäure-Tabletten täglich sowie wöchentlich 300 mg Chloroquin zur Malariaprophylaxe. Weder eine Supplementierung mit Multivitaminen (relatives Risiko [RR] = 0,95, 95% CI 0,73, 1,24) noch eine Supplementierung mit Vitamin A (RR = 1,06, 95% CI 0,81, 1,39) wirkten sich bis 6 Wochen nach der Entbindung auf das Risiko der HIV-Transmission oder das Überleben der Säuglinge aus. Eine der Mutter verabreichte Multivitamin-Supplementierung, nicht jedoch eine Vitamin A-Supplementierung, führte zu einem höheren Geburtsgewicht der Säuglinge [72] und senkte das Risiko für Fehlgeburt, niedriges Geburtsgewicht (<2 500 g), extrem frühe Frühgeburt (<34. Schwangerschaftswoche) und eine für das Gestationsalter zu geringe Körpergrösse signifikant um ungefähr 40% [73]. Ausserdem führte eine Supplementierung mit Multivitaminen, nicht jedoch mit Vitamin A, bei den Müttern zu einer signifikanten Erhöhung der CD4-, CD8- und CD3-Zellzahlen [73].

In der TOV-Studie steigerte eine Vitamin A-Supplementierung der Mutter das Gesamtrisiko einer vertikalen HIV-Transmission signifikant um 38%, während bei einer Supplementierung mit Multivitaminen kein vergleichbarer Effekt beobachtet wurde [74]. Eine Supplementierung mit Multivitaminen reduzierte ausserdem das Risiko einer Mutter-Kind-Übertragung des HI-Virus durch das Stillen signifikant und verbesserte bei Kindern, deren Mütter bei der Baseline-Untersuchung einen schlechten Ernährungs- oder Immunstatus (d.h. unterstes Quartil der Gesamtlymphozytenzahl) aufwiesen und die bei der Untersuchung 6 Wochen nach der Geburt noch HIV-negativ waren, die AIDS-freie Überlebensdauer.

In der TOV-Studie untersuchten die Forscher während des Beobachtungszeitraums nach der Entbindung auch diverse klinische und immunologische Marker der Krankheitsprogression bei HIV-positiven Frauen. Eine Supplementierung mit Multivitaminen senkte das Risiko für eine Progression der Erkrankung zum WHO-Stadium IV und für AIDS-bedingte Todesfälle um ungefähr 30% (RR = 0,71, 95% CI 0,51, 0,98) [54]. Multivitamine führten ausserdem bei den Müttern zu einer signifikanten Senkung der Inzidenz oraler und gastrointestinaler Manifestationen der HIV-Erkrankung sowie der Müdigkeit, des Ausschlags und der akuten Infektionen der oberen Atemwege. Supplementierungen mit Multivitaminen erhöhten bei den Müttern die CD4- und CD8-Zellzahlen signifikant, senkten die Viruslast [54] und demonstrierten bei den infizierten Frauen eine Schutzwirkung gegen das HIV-Auszehrungssyndrom [75]. Mit einer Vitamin A-Supplementierung alleine wurde bezüglich dieser Outcomes keine vergleichbare Verbesserung erzielt [73].

Die in der Tanzania-Studie in dem Studienarm mit Vitamin A-Supplementierung beobachteten unerwünschten Begleiterscheinungen sind möglicherweise auf das in diesem Behandlungsprotokoll enthaltene Beta-Karotin zurückzuführen. Es wurde zwar der Nachweis erbracht, dass Beta-Karotin von HIV-infizierten Personen über kurze Zeiträume relativ gut vertragen wird, die Verträglichkeit einer längeren Supplementierung wurde jedoch nicht untersucht [76, 77]. Eine in Kanada an erwachsenen Patienten mit AIDS im fortgeschrittenen Stadium durchgeführte Interventionsstudie, die CTN 091/CRIT Carotenoids Study Group [78], bietet neuere Einblicke in die langfristige Verträglichkeit und therapeutische Wirksamkeit der Karotine [78]. Die Forscher dieser Studie randomisierten 166 Patienten in die mit einer normalen Mikronährstoffsupplementierung, u.a. mit Vitamin A und Spurenelementen, behandelte Kontrollgruppe und 163 Patienten in die Behandlungsgruppe, der 18 Monate lang täglich die normale Mikronährstoffsupplementierung plus diverse Karotenoide (entspricht 72 mg Beta-Karotin) verabreicht wurden. Bezüglich der Karotenoide wurden keine unerwünschten Nebenwirkungen beobachtet; tatsächlich wiesen sogar die Teilnehmer, die keine Karotenoide erhielten, eine nicht signifikant höhere Mortalitätsrate auf als die mit Karotenoiden behandelten Teilnehmer. Nach Bereinigung um die bei der Baseline-Untersuchung ermittelten CD4-Zellzahlen und um die Karotinkonzentrationen im Blutserum (Hazard Ratio für den Tod = 3,15, 95% CI 1,10, 8,98) stellte sich diese Erhöhung als signifikant heraus. Die stark reduzierte Potenz der verabreichten Supplementierungsdosis stellt jedoch bei dieser Studie eine grössere Einschränkung dar; laut den Autoren entsprach die tägliche Dosis der während der Studie verabreichten Studienmedikation lediglich 9,2 mg und nicht den empfohlenen 72 mg Beta-Karotin.

Die in den Studien in Tanzania und Simbabwe beobachteten unerwünschten Nebenwirkungen von Vitamin A auf die vertikale HIV-Transmission sind möglicherweise ebenfalls auf die Wirkung von Vitamin A auf das HIV-Genom zurückzuführen. Vitamin A moduliert möglicherweise über ein Element der Retinolsäurereaktion im viralen Genom die HIV-Replikation [79] und führt möglicherweise über die Multiplikation und Differenzierung der Lymphoid- und Myeloidzellen auch zu einer höheren Dichte der CCR5-Rezeptoren. Diese CCR5-Rezeptoren sind für die Anbindung des Virus an die Lymphozyten und die darauffolgende virale Replikation von entscheidender Bedeutung [71, 80]. Vitamin A erhöht ferner möglicherweise durch Beschleunigung des Krankheitsfortschritts bei der Mutter das Risiko einer HIV-Übertragung. In einer an einer grossen Kohorte in den Vereinigten Staaten von Amerika durchgeführten Beobachtungsstudie zum Beispiel stellten die Forscher ein U-förmiges Verhältnis zwischen dem über die Ernährung und die Supplementierung aufgenommenen Vitamin A und dem Risiko einer Progression der Erkrankung zu einer klinisch manifesten AIDS-Erkrankung und einem AIDS-bedingten Tod fest [81, 82]. Insbesondere das unterste und das oberste Quartil der Vitamin A-Aufnahme wurden, verglichen mit den zwei mittleren Quartilen, mit einer signifikant schnelleren Progression zu einer klinisch manifesten AIDS-Erkrankung in Verbindung gebracht.

Die in Tanzania durchgeführte TOV-Studie und die anderen zuvor erwähnten Studien unterscheiden sich in zwei bemerkenswerten Punkten. Erstens wurde die der Mutter verabreichte Supplementierung in der Tanzania-Studie auch nach der Geburt fortgesetzt, so dass die Ergebnisse dieser Studie für HIV-positive stillende Frauen und ihre Säuglinge eine höhere Relevanz haben, und zweitens untersuchten die Forscher auch, wie sich die Mikronährstoffsupplementierung auf bestimmte Wege der Mutter-Kind-Übertragung auswirkte, u.a. die intrauterine Transmission, die Transmission bei der Geburt und die Transmission durch das Stillen. Die Ergebnisse belegen, dass sich eine Multivitaminsupplementierung auf drei Aspekte positiv auswirkt: auf den Ernährungs- und Immunstatus der Mutter, auf die vertikale HIV-Transmission durch das Stillen und auf die Outcomes Säuglingswachstum und Entwicklung, Morbidität und Mortalität.

Schlussfolgerungen

Das Stillen birgt diverse Vorteile für Mutter und Kind, u.a. einen verbesserten mütterlichen und kindlichen Gesundheitsstatus sowie ein besseres Wachstums und eine bessere Entwicklung des Säuglings. Bei einer HIV-Infektion und einer AIDS-Erkrankung führt das Stillen jedoch auch zu einem höheren Risiko der vertikalen HIV-Übertragung und zwar proportional zur Dauer des Stillens. Zu den weiteren Faktoren, die das Risiko einer vertikalen HIV-Transmission steigern, zählen u.a. die Form der Säuglingsernährung, der Ernährungs- und Immunstatus der Mutter sowie das Stadium der HIV-Erkrankung der Mutter.

Die Richtlinien der Weltgesundheitsorganisation empfehlen, bei HIV-infizierten Müttern das Stillen zu vermeiden, wenn adäquate, finanzierbare, nachhaltige und sichere Alternativen für die kindliche Ernährung zur Verfügung stehen. In Entwicklungsländern, in denen diese Bedingungen nicht gegeben sind, empfiehlt die WHO in den ersten sechs Wochen ausschliesslich zu stillen und dann abrupt abzustillen.

Bislang gibt es nur sehr wenige Forschungsarbeiten über die Rolle, welche die Ernährung bei HIV-positiven stillenden Müttern und ihren Kindern spielt. Die aktuellen Belege sprechen aufgrund des erhöhten Risikos einer vertikalen HIV-Transmission, das in den in Tansania und Simbabwe durchgeführten Studien beobachtet wurde, nicht für eine Vitamin A-Supplementierung bei HIV-infizierten schwangeren und stillenden Frauen. Eine der Mutter täglich verabreichte Supplementierung mit Multivitaminen, u.a. den Vitaminen B, C und E, vor und nach der Geburt wird jedoch dringend empfohlen, um die Rate der Mutter-Kind-Übertragung zu senken, bei der Mutter die Progression der HIV-Erkrankung zu verzögern und die Gesundheit von Mutter und Kind zu verbessern. Bei Frauen, die sich in einem frühen Stadium der HIV-Erkrankung befinden und noch nicht für eine Antiretroviraltherapie in Frage kommen, erweist sich diese Massnahme wahrscheinlich als besonders günstig. Die Wirksamkeit und Verträglichkeit einer Multivitamin-Supplementierung bei antiretroviral behandelten AIDS-Patienten bleibt noch zu eruieren.

Forschungslücken und zukünftige Richtlinien

Weitere Forschungsbemühungen sind von Nöten, um die Rolle der Ernährung hinsichtlich der Gesundheit von Mutter und Kind bei HIV-positiven stillenden Frauen zu untersuchen. Es bedarf also genauer gesagt weiterer Forschungsarbeiten, um den exakten Mechanismus der HIV-Übertragung durch das Stillen aufzuklären. Dies würde helfen, die Faktoren der Ernährung und andere Faktoren zu identifizieren, die für eine Reduktion der Mutter-Kind-Übertragung von HIV am relevantesten sind. Auch die Auswirkungen der Ernährungsfaktoren auf Krankheiten, die das Risiko einer HIV-Transmission erhöhen, wie z.B. die Mastitis, sind noch zu definieren.

Zur Bestimmung einer angemessenen Supplementierung mit Mikronährstoffen für HIV-positive stillende Mütter und ihre Säuglinge bedarf es daher weiterer Forschungsarbeiten. Insbesondere die Interaktion zwischen ART und Ernährungsfaktoren, u.a. der Supplementierung mit Mikronährstoffen, bleibt zu klären.

Ausserdem bedarf es weiterer Forschungsarbeiten, um sinnvolle alternative Ernährungspläne für Säuglinge zu entwickeln. Diese Forderung gewinnt insbesondere angesichts der jüngsten Erkenntnisse an Bedeutung, die belegen, dass eine nicht adäquate Beikost bzw. Ersatzkost erheblich zu dem erhöhten Risiko einer Wachstumsverzögerung bzw. einer chronischen Mangelernährung (Stunting) bei den Kindern HIV-infizierter Mütter beiträgt [83]. Stillende HIV-positive Mütter müssen daher unbedingt eine Beratung über Nährstoffe und die Ernährung ihrer Säuglinge erhalten, um sicherzustellen, dass sie rechtzeitig abstillen und ihre Kinder nach dem Abstillen adäquat ernähren.

Literatur

1 UNAIDS: AIDS Epidemic Update: 2004. Geneva, UNAIDS, 2004.
2 UNAIDS: AIDS Epidemic Update: 2005. Geneva, UNAIDS, 2005.
3 Mofenson LM: Successes and challenges in the perinatal HIV-1 epidemic in the United States as illustrated by the HIV-1 serosurvey of childbearing women. Arch Pediatr Adolesc Med 2004;158:422–425.
4 Dabis F, Msellati P, Dunn D, et al: Estimating the rate of mother-to-child transmission of HIV. Report of a workshop on methodological issues Ghent (Belgium), 17–20 February 1992. The Working Group on Mother-to-Child Transmission of HIV. AIDS 1993;7:1139–1148.
5 Coutsoudis A, Dabis F, Fawzi W, et al: Late postnatal transmission of HIV-1 in breast-fed children: an individual patient data meta-analysis. J Infect Dis 2004;189:2154–2166.
6 WHO: New Data on the Prevention of Mother-to-Child Transmission of HIV and Their Policy Implications: Conclusions and Recommendations. Geneva, UNFPA/WHO/UNAIDS Inter-Agency Task Team on Mother-to-Child Transmission of HIV, 2001.
7 Coutsoudis A, Pillay K, Spooner E, et al: Morbidity in children born to women infected with human immunodeficiency virus in South Africa: does mode of feeding matter? Acta Paediatr 2003;92:890–895.
8 Shapiro RL, Lockman S, Thior I, et al: Low adherence to recommended infant feeding strategies among HIV-infected women: results from the pilot phase of a randomized trial to prevent mother-to-child transmission in Botswana. AIDS Educ Prev 2003;15:221–230.
9 Eide M, Myhre M, Lindbaek M, Sundby J, Arimi P, Thior I: Social consequences of HIV-positive women's participation in prevention of mother-to-child transmission programmes. Patient Educ Couns 2006;60:146–151.
10 Dermer A: Breastfeeding and women's health. J Womens Health 1998;7:427–433.
11 Kuhn L, Stein Z, Susser M: Preventing mother-to-child HIV transmission in the new millennium: the challenge of breast feeding. Paediatr Perinat Epidemiol 2004;18:10–16.
12 Nicoll A, Newell ML, Van Praag E, et al: Infant feeding policy and practice in the presence of HIV-1 infection. AIDS 1995;9:107–119.
13 WHO: Effect of breastfeeding on infant and child mortality due to infectious diseases in less developed countries: a pooled analysis. WHO Collaborative Study Team on the Role of Breastfeeding on the Prevention of Infant Mortality. Lancet 2000;355:451–455.
14 Jones G, Steketee RW, Black RE, et al: How many child deaths can we prevent this year? Lancet 2003;362:65–71.
15 Habicht JP, DaVanzo J, Butz WP: Mother's milk and sewage: their interactive effects on infant mortality. Pediatrics 1988;81:456–461.
16 Garofalo RP, Goldman AS: Cytokines, chemokines, and colony-stimulating factors in human milk: the 1997 update. Biol Neonate 1998;74:134–142.
17 Goldman AS: The immune system of human milk: antimicrobial, antiinflammatory and immunomodulating properties. Pediatr Infect Dis J 1993;12:664–671.
18 Xanthou M, Bines J, Walker WA: Human milk and intestinal host defense in newborns: an update. Adv Pediatr 1995;42:171–208.
19 Gordon N: Nutrition and cognitive function. Brain Dev 1997;19:165–170.
20 Weinberg GA: The dilemma of postnatal mother-to-child transmission of HIV: to breastfeed or not? Birth 2000;27:199–205.
21 Villalpando S, Hamosh M: Early and late effects of breast-feeding: does breast-feeding really matter? Biol Neonate 1998;74:177–191.
22 Picciano MF: Pregnancy and lactation: physiological adjustments, nutritional requirements and the role of dietary supplements. J Nutr 2003;133:1997S–2002S.
23 Wilson PR, Pugh LC: Promoting nutrition in breastfeeding women. J Obstet Gynecol Neonatal Nurs 2005;34:120–124.
24 Jensen RG: Handbook of Milk Composition. San Diego, Academic Press, 1995.
25 Ogundele MO, Coulter JB: HIV transmission through breastfeeding: problems and prevention. Ann Trop Paediatr 2003;23:91–106.
26 Palasanthiran P, Ziegler JB, Stewart GJ, et al: Breast-feeding during primary maternal human immunodeficiency virus infection and risk of transmission from mother to infant. J Infect Dis 1993;167:441–444.
27 Nduati RW, John GC, Kreiss J: Postnatal transmission of HIV-1 through pooled breast milk. Lancet 1994;344:1432.
28 Temmerman M, Nyong'o AO, Bwayo J, et al: Risk factors for mother-to-child transmission of human immunodeficiency virus-1 infection. Am J Obstet Gynecol 1995;172:700–705.
29 Thorne C, Newell ML: Prevention of mother-to-child transmission of HIV infection. Curr Opin Infect Dis 2004;17:247–252.
30 Mayaux MJ, Blanche S, Rouzioux C, et al: Maternal factors associated with perinatal HIV-1 transmission: the French Cohort Study: 7 years of follow-up observation. The French Pediatric HIV Infection Study Group. J Acquir Immune Defic Syndr Hum Retrovirol 1995;8:188–194.
31 Ometto L, Zanotto C, Maccabruni A, et al: Viral phenotype and host-cell susceptibility to HIV-1 infection as risk factors for mother-to-child HIV-1 transmission. AIDS 1995;9:427–434.
32 Lathey JL, Tsou J, Brinker K, et al: Lack of autologous neutralizing antibody to human immunodeficiency virus type 1 (HIV-1) and macrophage tropism are associated with mother-to-infant transmission. J Infect Dis 1999;180:344–350.
33 Semba RD, Kumwenda N, Hoover DR, et al: Human immunodeficiency virus load in breast milk, mastitis, and mother-to-child transmission of human immunodeficiency virus type 1. J Infect Dis 1999;180:93–98.
34 John GC, Nduati RW, Mbori-Ngacha DA, et al: Correlates of mother-to-child human immunodeficiency virus type 1 (HIV-1) transmission: association with maternal plasma HIV-1 RNA load, genital HIV-1 DNA shedding, and breast infections. J Infect Dis 2001;183:206–212.
35 Miller N: HIV and breastfeeding: what we do and do not know in 2005. Midwifery Today Int Midwife 2006 Spring;(77):38–39.
36 Miotti PG, Taha TE, Kumwenda NI, et al: HIV transmission through breastfeeding: a study in Malawi. JAMA 1999;282:744–749.
37 Olayinka B, Oni AO, Mbajiorgu FE: Impact of infant feeding practices on the risk of mother to child transmission of HIV-1 in Zimbabwe. J Paediatr Child Health 2000;36:313–317.
38 Van de Perre P, Simonon A, Msellati P, et al: Postnatal transmission of human immunodeficiency virus type 1 from mother to infant. A prospective cohort study in Kigali, Rwanda. N Engl J Med 1991;325:593–598.
39 Van de Perre P, Hitimana DG, Simonon A, et al: Postnatal transmission of HIV-1 associated with breast abscess. Lancet 1992;339:1490–1491.
40 Nduati R, John G, Mbori-Ngacha D, et al: Effect of breastfeeding and formula feeding on transmission of HIV-1: a randomized clinical trial. JAMA 2000;283:1167–1174.
41 Coutsoudis A, Pillay K, Spooner E, et al: Influence of infant-feeding patterns on early mother-to-child transmission of HIV-1 in Durban, South Africa: a prospective cohort study. South African Vitamin A Study Group. Lancet 1999;354:471–476.
42 Coutsoudis A, Pillay K, Kuhn L, et al: Method of feeding and transmission of HIV-1 from mothers to children by 15 months of age: prospective cohort study from Durban, South Africa. AIDS 2001;15:379–387.
43 Downs JH, Cooper PA: HIV and lactation. Ann Nestlé [Engl] 2007;65:29–38.
44 Papathakis PC, Rollins NC, Brown KH, et al: Comparison of isotope dilution with bioimpedance spectroscopy and anthropometry for assessment of body composition in asymptomatic HIV-infected and HIV-uninfected breastfeeding mothers. Am J Clin Nutr 2005;82:538–546.
45 Nduati R, Richardson BA, John G, et al: Effect of breastfeeding on mortality among HIV-1 infected women: a randomised trial. Lancet 2001;357:1651–1655.
46 Newell M: Does breastfeeding really affect mortality among HIV-1 infected women? Lancet 2001;357:1634–1635.
47 Coutsoudis A, Coovadia H, Pillay K, Kuhn L: Are HIV-infected women who breastfeed at increased risk of mortality? AIDS 2001;15:653–655.
48 Sedgh G, Spiegelman D, Larsen U, et al: Breastfeeding and maternal HIV-1 disease progression and mortality. AIDS 2004;18:1043–1049.
49 Kuhn L, Kasonde P, Sinkala M, et al: Prolonged breast-feeding and mortality up to two years post-partum among HIV-positive women in Zambia. AIDS 2005;19:1677–1681.

50 Taha TE, Kumwenda NI, Hoover DR, et al: The impact of breastfeeding on the health of HIV-positive mothers and their children in sub-Saharan Africa. Bull World Health Organ 2006;84:546–554.

51 Breastfeeding and HIV International Transmission Study Group: Mortality among HIV-1-infected women according to children's feeding modality: an individual patient data meta-analysis. J Acquir Immune Defic Syndr 2005;39:430–438.

52 Allard JP, Aghdassi E, Chau J, et al: Effects of vitamin E and C supplementation on oxidative stress and viral load in HIV-infected subjects. AIDS 1998;12:1653–1659.

53 Jiamton S, Pepin J, Suttent R, et al: A randomized trial of the impact of multiple micronutrient supplementation on mortality among HIV-infected individuals living in Bangkok. AIDS 2003;17:2461–2469.

54 Fawzi WW, Msamanga GI, Spiegelman D, et al: A randomized trial of multivitamin supplements and HIV disease progression and mortality. N Engl J Med 2004;351:23–32.

55 Fawzi W, Msamanga G, Spiegelman D, Hunter DJ: Studies of vitamins and minerals and HIV transmission and disease progression. J Nutr 2005;135:938–944.

56 Dorosko SM: Vitamin A, mastitis, and mother-to-child transmission of HIV-1 through breast-feeding: current information and gaps in knowledge. Nutr Rev 2005;63:332–346.

57 Farias EF, Ong DE, Ghyselinck NB, et al: Cellular retinol-binding protein I, a regulator of breast epithelial retinoic acid receptor activity, cell differentiation, and tumorigenicity. J Natl Cancer Inst 2005;97:21–29.

58 Seewaldt VL, Caldwell LE, Johnson BS, et al: Inhibition of retinoic acid receptor function in normal human mammary epithelial cells results in increased cellular proliferation and inhibits the formation of a polarized epithelium in vitro. Exp Cell Res 1997;236:16–28.

59 Dreyfuss ML, Fawzi WW: Micronutrients and vertical transmission of HIV-1. Am J Clin Nutr 2002;75:959–970.

60 Buck J, Ritter G, Dannecker L, et al: Retinol is essential for growth of activated human B cells. J Exp Med 1990;171:1613–1624.

61 Garbe A, Buck J, Hammerling U: Retinoids are important cofactors in T cell activation. J Exp Med 1992;176:109–117.

62 Kuhn L, Coutsoudis A, Moodley D, et al: T-helper cell responses to HIV envelope peptides in cord blood: protection against intrapartum and breast-feeding transmission. AIDS 2001; 15:1–9.

63 Emmett PM, Rogers IS: Properties of human milk and their relationship with maternal nutrition. Early Hum Dev 1997;49(suppl):S7–S28.

64 Nduati RW, John GC, Richardson BA, et al: Human immunodeficiency virus type 1-infected cells in breast milk: association with immunosuppression and vitamin A deficiency. J Infect Dis 1995;172:1461–1468.

65 Semba RD, Miotti PG, Chiphangwi JD, et al: Maternal vitamin A deficiency and mother-to-child transmission of HIV-1. Lancet 1994; 343:1593–1597.

66 Baeten JM, Richardson BA, Bankson DD, et al: Use of serum retinol-binding protein for prediction of vitamin A deficiency: effects of HIV-1 infection, protein malnutrition, and the acute phase response. Am J Clin Nutr 2004;79:218–225.

67 Filteau SM, Morris SS, Abbott RA, et al: Influence of morbidity on serum retinol of children in a community-based study in northern Ghana. Am J Clin Nutr 1993;58:192–197.

68 Coutsoudis A, Pillay K, Spooner E, et al: Randomized trial testing the effect of vitamin A supplementation on pregnancy outcomes and early mother-to-child HIV-1 transmission in Durban, South Africa. South African Vitamin A Study Group. AIDS 1999;13:1517–1524.

69 Pillay K, Coutsoudis A, York D, et al: Cell-free virus in breast milk of HIV-1-seropositive women. J Acquir Immune Defic Syndr 2000; 24:330–336.

70 Kumwenda N, Miotti PG, Taha TE, et al: Antenatal vitamin A supplementation increases birth weight and decreases anemia among infants born to human immunodeficiency virus-infected women in Malawi. Clin Infect Dis 2002;35:618–624.

71 Iliff PJ, Piwoz EG, Tavengwa NV, et al: Early exclusive breastfeeding reduces the risk of postnatal HIV-1 transmission and increases HIV-free survival. AIDS 2005;19:699–708.

72 Fawzi WW, Msamanga G, Hunter D, et al: Randomized trial of vitamin supplements in relation to vertical transmission of HIV-1 in Tanzania. J Acquir Immune Defic Syndr 2000; 23:246–254.

73 Fawzi WW, Msamanga GI, Spiegelman D, et al: Randomised trial of effects of vitamin supplements on pregnancy outcomes and T cell counts in HIV-1-infected women in Tanzania. Lancet 1998;351:1477–1482.

74 Fawzi WW, Msamanga GI, Hunter D, et al: Randomized trial of vitamin supplements in relation to transmission of HIV-1 through breastfeeding and early child mortality. AIDS 2002;16:1935–1944.

75 Villamor E, Saathoff E, Manji K, et al: Vitamin supplements, socioeconomic status, and morbidity events as predictors of wasting in HIV-infected women from Tanzania. Am J Clin Nutr 2005;82:857–865.

76 Coodley GO, Nelson HD, Loveless MO, Folk C: Beta-carotene in HIV infection. J Acquir Immune Defic Syndr 1993;6:272–276.

77 Nimmagadda AP, Burri BJ, Neidlinger T, et al: Effect of oral beta-carotene supplementation on plasma human immunodeficiency virus (HIV) RNA levels and CD4+ cell counts in HIV-infected patients. Clin Infect Dis 1998; 27:1311–1313.

78 Austin J, Singhal N, Voigt R, et al: A community randomized controlled clinical trial of mixed carotenoids and micronutrient supplementation of patients with acquired immunodeficiency syndrome. Eur J Clin Nutr 2006;60: 1266–1276.

79 Semba RD, Lyles CM, Margolick JB, et al: Vitamin A supplementation and human immunodeficiency virus load in injection drug users. J Infect Dis 1998;177:611–616.

80 MacDonald KS, Malonza I, Chen DK, et al: Vitamin A and risk of HIV-1 seroconversion among Kenyan men with genital ulcers. AIDS 2001;15:635–639.

81 Tang AM, Graham NM, Kirby AJ, et al: Dietary micronutrient intake and risk of progression to acquired immunodeficiency syndrome (AIDS) in human immunodeficiency virus type 1 (HIV-1)-infected homosexual men. Am J Epidemiol 1993;138:937–951.

82 Tang AM, Graham NM, Saah AJ: Effects of micronutrient intake on survival in human immunodeficiency virus type 1 infection. Am J Epidemiol 1996;143:1244–1256.

83 Becquet R, Leroy V, Ekouevi DK, et al: Complementary feeding adequacy in relation to nutritional status among early weaned breastfed children who are born to HIV-infected mothers: ANRS 1201/1202 Ditrame Plus, Abidjan, Cote d'Ivoire. Pediatrics 2006;117: e701–e710.